中医执业医师资格考试实践技能押题秘卷

吴春虎　李　烁　主　编

阿虎医考研究组　　组织编写

中国中医药出版社

·北　京·

请沿书脊撕开使用
具体见使用说明

U0654623

图书在版编目（CIP）数据

中医执业医师资格考试实践技能押题秘卷/吴春虎，李烁主编．—北京：中国中医药出版社，2021.1
（执业医师资格考试通关系列）
ISBN 978－7－5132－6374－0

Ⅰ.①中…　Ⅱ.①吴…②李…　Ⅲ.①中医师－资格考试－习题集　Ⅳ.①R2－44
中国版本图书馆 CIP 数据核字（2020）第 153769 号

中国中医药出版社出版

北京经济技术开发区科创十三街 31 号院二区 8 号楼
邮政编码　100176
传真　010－64405750
河北省武强县画业有限责任公司印刷
各地新华书店经销

开本 787×1092　1/32　印张 9.75　字数 195 千字
2021 年 1 月第 1 版　2021 年 1 月第 1 次印刷
书号　ISBN 978－7－5132－6374－0

定价　58.00 元
网址　www.cptcm.com

答 疑 热 线　010－86464504
购 书 热 线　010－89535836
维 权 打 假　010－64405753

微信服务号　zgzyycbs
微商城网址　https：//kdt.im/LIdUGr
官 方 微 博　http：//e.weibo.com/cptcm
天猫旗舰店网址　https：//zgzyycbs.tmall.com

如有印装质量问题请与本社出版部联系（010－64405510）

使用说明

　　中医执业医师资格考试实践技能考试现场为题卡随机抽题，本书为真实再现考试实景，设计为题卡形式，考生复习时，可根据考试的抽题方式自行随机抽取三站试题，组成一份完整试卷。每张题卡正面为考题，背面为参考答案和评分标准，考生可据此判分，对自我水平进行实测备战。抽题方式如下：

　　◆**第一站**　考试内容为病案（例）分析，考试方法为纸笔作答，在 50 分钟内完成 2 题，其中 1 题从中医内科学中选择，在本书中为病案（例）摘要 1~21 题；另 1 题从中医外科学、中医妇科学或中医儿科学中选择，在本书中为病案（例）摘要 22~42 题。

　　◆**第二站**　考试内容为中医临证，考试方法为实际操作、现场口述，在 20 分钟内完成 4 题。其中第一部分为中医操作，有两种类型的试题。第一种为中医望、闻、脉诊技术的操作，考 1 题；第二种为针灸常用腧穴定位、中医临床技术操作，两者结合考查，考 1 题。第二部分为病史采集，考 1 题。第三部分为中医临床答辩，有四种类型的试题，考试时从四种试题中抽选一种，考 1 题。

◆**第三站** 考试内容为西医临床，考试方法为实际操作、现场口述，在 20 分钟内完成 3 题。其中第一部分为体格检查，考 1 题。第二部分为西医操作，考 1 题。第三部分为西医临床答辩（含辅助检查结果判读分析，包括心电图、X 线、CT、实验室检查）。本部分共有五种类型的试题，考试时从五种试题中抽选一种，考 1 题。

本书所收考题皆为从近几年真卷中归纳出的高频考点，考生记熟即可掌握大部分重要考点，事半功倍，顺利通过考试！

目　　录

第一站　病案(例)分析

本站所占分值是技能考试中最高的，共 2 道试题，每题 20 分，共 40 分。考试涉及的知识点主要是中医内科学、中医外科学、中医妇科学及中医儿科学的内容。要求考生在 50 分钟内完成，包含中医内科学 1 题，中医外科学或中医妇科学或中医儿科学 1 题。

病案(例)摘要1：

刘某，女，27岁，已婚，职员。2019年5月9日初诊。

患者3天前出差归来后出现鼻塞、流涕、多嚏、咽痒，周身酸楚不适。现症：发热，微恶风，汗泄不畅，头胀痛，面赤，咳嗽，痰黏，鼻塞流浊涕，口渴喜饮，咽喉肿痛。舌苔薄白微黄，舌边尖红，脉浮数。

请与风温相鉴别。

答题要求：根据上述摘要，在答题卡上完成书面分析。

【参考答案】

中医疾病诊断（2.5分）：感冒。

中医证型诊断（2.5分）：风热感冒。

中医辨病辨证依据（6分）：患者鼻塞、流涕、多嚏、咽痒，周身酸楚不适3天，辨病为感冒。风热犯表，热郁肌腠，卫表失和，故发热，微恶风，汗泄不畅；风热侵袭头面，故头胀痛，面赤；风热犯肺，肺失清肃，肺气上逆，故咳嗽；热邪灼津为痰，故痰黏；肺系受邪，鼻窍不利，故鼻塞流浊涕；风热伤津，故口渴喜饮；咽喉不利，故咽喉肿痛；舌苔薄白微黄，舌边尖红，脉浮数均为风热犯表之象。综上，辨证为风热感冒。

中医病证鉴别（2.5分）：感冒发热一般不高或不发热，病势轻，不传变，服解表药后，多能汗出热退，脉静身凉，病程短，预后良好。风温病势急骤，寒战发热甚至高热，汗出后热虽暂降，但脉数不静，身热旋即复起，咳嗽胸痛，头痛较剧，甚至出现神志昏迷、惊厥、谵妄等传变入里的证候。

治法（2分）：辛凉解表。

方剂名称（1.5分）：银翘散加减。

药物组成、剂量及煎服方法（3分）：连翘30g，银花30g，苦桔梗18g，薄荷18g（后下），牛蒡子18g，竹叶12g，芥穗12g，淡豆豉15g，生甘草15g，芦根18g。3剂，水煎服，日1剂，早晚分服。

病案（例）摘要 2：

方某，男，43 岁，已婚，工人。2019 年 9 月 29 日初诊。

患者 2 天前出差，次日出现干咳，连声作呛。现症：干咳，喉痒，咽喉干痛，唇鼻干燥，痰少而黏，不易咳出，口干，伴恶风，发热。舌质红干而少津，苔薄白，脉浮数。

请与喘证相鉴别。

答题要求：根据上述摘要，在答题卡上完成书面分析。

【参考答案】

中医疾病诊断（2.5 分）：咳嗽。

中医证型诊断（2.5 分）：风燥伤肺证。

中医辨病辨证依据（6 分）：患者干咳，连声作呛 1 天，辨病为咳嗽。燥邪袭肺，肺气失宣，故干咳，喉痒；肺气失宣，津液不布，故痰少而黏，不易咳出；燥性干涩，津伤失润，故咽喉干痛，唇鼻干燥，口干；邪犯卫表，卫气被遏，故恶风，发热；温燥兼夹夏热之余气，故舌质红干而少津，苔薄白，脉浮数。综上，辨证为风燥伤肺证。

中医病证鉴别（2.5 分）：咳嗽与喘证均为肺气上逆之病证，临床上也常见咳、喘并见，但咳嗽以气逆有声、咳吐痰液为主，喘证以呼吸困难，甚则不能平卧为临床特征。

治法（2 分）：疏风清肺，润燥止咳。

方剂名称（1.5 分）：桑杏汤加减。

药物组成、剂量及煎服方法（3 分）：桑叶 3g，杏仁 4.5g，沙参 6g，象贝 3g，香豉 3g，栀皮 3g，梨皮 3g，天花粉 10g，芦根 15g。3 剂，水煎服。日 1 剂，早晚分服。

病案（例）摘要3：

章某，女，58岁，已婚，退休干部。2018年8月12日初诊。

患者家族中有哮病史。患者于3天前受热后出现鼻痒、喷嚏，喉中有明显哮鸣声，呼吸困难，不能平卧。现症：喉中哮鸣声如吼，喘而气粗，胸高胁胀，呛咳阵作，咳痰色黄，黏浊稠厚，口渴喜饮，面赤，汗出，身热。舌红苔黄腻，脉弦滑。

请与喘证相鉴别。

答题要求：根据上述摘要，在答题卡上完成书面分析。

【参考答案】

中医疾病诊断（2.5分）：哮病。

中医证型诊断（2.5分）：热哮证。

中医辨病辨证依据（6分）：患者家族中有哮病史，喉中有明显哮鸣声，呼吸困难，不能平卧3天，辨病为哮病。痰热交结，随气而逆，故喉中哮鸣声如吼，咳痰色黄，黏浊稠厚；痰热蕴肺，肺失清肃，气逆于上，故见喘而气粗，呛咳阵作；肺热蕴郁，胸中气机不利，故胸高胁胀；里热蒸腾，阳盛则热，故面赤，汗出，身热；内热伤津，故口渴喜饮；舌红苔黄腻，脉弦滑均为痰热内蕴之象。综上，辨证为热哮证。

中医病证鉴别（2.5分）：哮病和喘证都有呼吸急促、困难的表现。哮必兼喘，但喘未必兼哮。哮指声响言，喉中哮鸣有声，是一种反复发作的独立性疾病；喘指气息言，为呼吸气促困难，是多种肺系急慢性疾病的一个症状。

治法（2分）：清热宣肺，化痰定喘。

方剂名称（1.5分）：定喘汤加减。

药物组成、剂量及煎服方法（3分）：麻黄9g，黄芩4.5g，桑白皮9g，杏仁4.5g，半夏9g，款冬9g，苏子6g，白果9g，甘草3g，葶苈子9g（包煎），广地龙9g。3剂，水煎服。日1剂，早晚分服。

病案(例)摘要 4:

胡某,男,64 岁,已婚,农民。2016 年 4 月 2 日初诊。

患者平素嗜食肥甘厚腻,有咳嗽病史。1 天前劳累后出现喘促短气,呼吸困难,不能平卧。现症:喘而胸满闷塞,咳嗽,痰多黏腻色白,咳吐不利,呕恶,食少,口黏不渴。舌苔白腻,脉滑。

请与哮病相鉴别。

答题要求:根据上述摘要,在答题卡上完成书面分析。

【参考答案】

中医疾病诊断（2.5分）：喘证。

中医证型诊断（2.5分）：痰浊阻肺证。

中医辨病辨证依据（6分）：患者有咳嗽病史，喘促短气，呼吸困难，不能平卧1天，辨病为喘证。平素嗜食肥甘厚腻，致中阳不运，积湿生痰，痰浊壅肺，宣降失司，肺气上逆，故喘而胸满闷塞；肺失宣降，津聚为痰，故痰多黏腻色白，咳吐不利；痰浊中阻，脾胃失司，故呕恶，食少；口黏不渴，舌苔白腻，脉滑均为痰浊内盛之象。综上，辨证为痰浊阻肺证。

中医病证鉴别（2.5分）：喘证和哮病都有呼吸急促、困难的表现。喘指气息而言，为呼吸气促困难，甚则张口抬肩，摇身撷肚，是多种肺系疾病的一个症状；哮指声响而言，必见喉中哮鸣有声，亦伴呼吸困难，是一种反复发作的独立性疾病。喘未必兼哮，而哮必兼喘。

治法（2分）：祛痰降逆，宣肺平喘。

方剂名称（1.5分）：二陈汤合三子养亲汤加减。

药物组成、剂量及煎服方法（3分）：半夏15g，橘红15g，白茯苓9g，苏子9g，芥子9g，莱菔子9g，杏仁9g，紫菀9g，旋覆花9g（包煎），甘草4.5g，生姜7片，乌梅1枚。3剂，水煎服。日1剂，早晚分服。

病案（例）摘要 5：

王某，女，55 岁，已婚，农民。2019 年 8 月 18 日初诊。

患者 2 天前受惊后出现自觉心中悸动不安，心搏异常，伴胸闷不舒。现症：心悸时发时止，受惊易作，胸闷烦躁，失眠多梦，口干苦，大便秘结，小便短赤。舌红，苔黄腻，脉弦滑。

请与奔豚相鉴别。

答题要求：根据上述摘要，在答题卡上完成书面分析。

【参考答案】

中医疾病诊断（2.5分）：心悸。

中医证型诊断（2.5分）：痰火扰心证。

中医辨病辨证依据（6分）：患者自觉心中悸动不安，心搏异常，胸闷不舒2天，辨病为心悸。痰浊停聚，郁久化火，痰火扰心，心神不安，故心悸时发时止，受惊易作，烦躁，失眠多梦；痰火内盛，气机不畅，故胸闷；热蒸火炎，灼伤津液，故口干苦，大便秘结，小便短赤；舌红，苔黄腻，脉弦滑均为痰火内盛之象。综上，辨证为痰火扰心证。

中医病证鉴别（2.5分）：奔豚发作之时，亦觉心胸躁动不安。本病与心悸的鉴别要点为：心悸为心中剧烈跳动，发自于心；奔豚乃上下冲逆，发自少腹。

治法（2分）：清热化痰，宁心安神。

方剂名称（1.5分）：黄连温胆汤加减。

药物组成、剂量及煎服方法（3分）：黄连6g，山栀6g，竹茹6g，半夏6g，胆南星6g，全瓜蒌6g，陈皮9g，生姜6g，枳实6g，远志6g，菖蒲6g，酸枣仁6g，生龙骨30g（先煎），生牡蛎30g（先煎），生大黄9g（后下），甘草3g，茯苓4.5g。3剂，水煎服。日1剂，早晚分服。

病案(例)摘要6:

庞某,女,68岁,已婚,退休工人。2018年9月23日初诊。

患者平素胆小怕事,寐而不酣间作6年,近1个月受惊吓后,症状加重。现症:虚烦不寐,触事易惊,终日惕惕,胆怯心悸,气短自汗,倦怠乏力。舌淡,脉弦细。

请与一时性失眠相鉴别。

答题要求:根据上述摘要,在答题卡上完成书面分析。

【参考答案】

中医疾病诊断（2.5分）：不寐。

中医证型诊断（2.5分）：心胆气虚证。

中医辨病辨证依据（6分）：患者寐而不酣间作6年，加重1个月，辨病为不寐。心胆虚怯，心神失养，神魂不安，故虚烦不寐，触事易惊，终日惕惕，胆怯心悸；宗气衰少，功能减退，故气短、疲倦乏力；气虚卫外不固，故自汗；舌淡，脉弦细为心胆气虚之象。综上，辨证为心胆气虚证。

中医病证鉴别（2.5分）：不寐单纯以失眠为主症，表现为持续的、严重的睡眠困难。而因一时性情志影响或生活环境改变引起的暂时性失眠不属病态。

治法（2分）：益气镇惊，安神定志。

方剂名称（1.5分）：安神定志丸合酸枣仁汤加减。

药物组成、剂量及煎服方法（3分）：人参10g，茯苓15g，甘草3g，茯神6g，远志3g，龙齿30g（先煎），石菖蒲3g，川芎6g，酸枣仁15g，知母6g，生牡蛎15g（先煎），朱砂0.5g。3剂，水煎服。日1剂，早晚分服。

病案（例）摘要 7：

刘某，女，30 岁，已婚，职员。2016 年 4 月 12 日初诊。

患者昨日中午外出就餐，当晚即出现腹部疼痛，胀满不适，大便 2 次，今日上午来诊。现症：脘腹胀满，疼痛拒按，嗳腐吞酸，厌食泛呕，腹痛欲泻，泻后痛减。舌苔厚腻，脉滑。

请与胃痛相鉴别。

答题要求：根据上述摘要，在答题卡上完成书面分析。

【参考答案】

中医疾病诊断（2.5分）：腹痛。

中医证型诊断（2.5分）：饮食积滞证。

中医辨病辨证依据（6分）：患者腹部疼痛，胀满不适1天，辨病为腹痛。食滞内停，运化失司，气机不畅，故脘腹胀满，疼痛拒按；食积于内，腐熟不及，则拒于受纳，故厌食；胃失和降，胃气上逆，胃气夹积食、浊气上逆，故嗳腐吞酸，泛呕；积食下移肠道，阻塞气机，则腹痛欲泻；泻后胃气暂得通畅，故泻后痛减；胃中腐浊之气上蒸，故舌苔厚腻；脉滑为食积之象。综上，辨证为饮食积滞证。

中医病证鉴别（2.5分）：胃处腹中，与肠相连，腹痛常伴有胃痛的症状，胃痛亦时有腹痛的表现，常需鉴别。首先是部位不同，胃痛在心下胃脘处，腹痛在胃脘以下、耻骨毛际以上；其次是伴随症状不同，胃痛常伴有恶心、嗳气等胃病症状，腹痛可伴有便秘、腹泻或尿频、尿急等症状。

治法（2分）：消食导滞，理气止痛。

方剂名称（1.5分）：枳实导滞丸加减。

药物组成、剂量及煎服方法（3分）：大黄30g（后下），枳实15g，神曲15g，茯苓9g，黄芩9g，黄连9g，白术9g，泽泻6g。3剂，水煎服。日1剂，早晚分服。

病案（例）摘要 8：

闫某，男，46 岁，已婚，干部。2018 年 7 月 20 日初诊。

患者大便稀溏 1 年余，每日 3 次，每因抑郁恼怒而加重。现症：腹痛泄泻，泻后痛减，腹中雷鸣，大便稀溏，矢气频作，胸胁胀闷。舌淡红，苔薄白，脉弦。

请与痢疾相鉴别。

答题要求：根据上述摘要，在答题卡上完成书面分析。

【参考答案】

中医疾病诊断（2.5分）：泄泻。

中医证型诊断（2.5分）：肝气乘脾证。

中医辨病辨证依据（6分）：患者大便稀溏1年余，每日3次，辨病为泄泻。肝气不舒，横逆犯脾，脾失健运，故腹痛泄泻；泻后气机条畅，故泻后痛减；经气郁滞，故腹中雷鸣；脾失健运，水谷不化，气滞湿阻，故大便稀溏；肝失疏泄，则矢气频作，胸胁胀闷；舌淡红，苔薄白，脉弦为肝气乘脾之象。综上，辨证为肝气乘脾证。

中医病证鉴别（2.5分）：泄泻与痢疾均为大便次数增多、粪质稀薄的病证。泄泻以大便次数增加，粪质稀溏，甚则如水样，或完谷不化为主症，大便不带脓血，也无里急后重，或无腹痛。而痢疾以腹痛、里急后重、便下赤白脓血为特征。

治法（2分）：抑肝扶脾。

方剂名称（1.5分）：痛泻要方加减。

药物组成、剂量及煎服方法（3分）：白芍6g，白术9g，陈皮4.5g，防风3g，党参9g，茯苓10g，扁豆9g，鸡内金10g。3剂，水煎服。日1剂，早晚分服。

病案(例)摘要9：

陈某，女，35岁，已婚，教师。2019年7月12日初诊。

患者10天前外地出差返家途中即感发热，周身乏力，食欲不振，恶心，腹胀，继而右胁肋部胀痛，身目发黄，时有呕吐。现症：身目俱黄，黄色鲜明，小便黄赤，发热，乏力纳呆，口干口渴，口苦恶心，时有呕吐，大便秘结，两日一行。舌质红，苔黄腻，脉弦数。

请与萎黄相鉴别。

答题要求：根据上述摘要，在答题卡上完成书面分析。

【参考答案】

中医疾病诊断（2.5分）：黄疸。

中医证型诊断（2.5分）：阳黄－热重于湿证。

中医辨病辨证依据（6分）：患者右胁腹胀痛，身目发黄，食欲不振，恶心，时有呕吐10天，辨病为黄疸。黄色鲜明者为阳黄。湿热熏蒸，壅滞肝胆，胆汁泛溢，故身目发黄，黄色鲜明；胆气上溢，则口苦；湿热蕴结脾胃，气机阻滞，升降失常，故纳呆、恶心，时有呕吐；气虚推动无力，故乏力；热邪较盛，蕴结大肠，耗伤津液，故大便秘结，两日一行；舌质红，苔黄腻，脉弦数均为湿热内蕴之象。综上，辨证为阳黄－热重于湿证。

中医病证鉴别（2.5分）：黄疸与萎黄均可出现身黄，但黄疸发病与感受外邪、饮食劳倦或病后有关；其病机为湿滞脾胃，肝胆失疏，胆汁外溢；其主症为身黄、目黄、小便黄。萎黄之病因与饥饱劳倦、食滞虫积或病后失血有关；其病机为脾胃虚弱，气血不足，肌肤失养；其主症为肌肤萎黄不泽，目睛及小便不黄，常伴头昏倦怠、心悸少寐、纳少便溏等症状。

治法（2分）：清热通腑，利湿退黄。

方剂名称（1.5分）：茵陈蒿汤加减。

药物组成、剂量及煎服方法（3分）：茵陈18g，栀子12g，大黄6g（后下），黄柏6g，茯苓15g，柴胡10g，陈皮10g，竹茹10g，半夏6g，连翘6g，垂盆草15g，蒲公英15g，滑石15g（先煎），车前草15g。3剂，水煎服。日1剂，早晚分服。

病案(例)摘要 10：

卢某，男，27 岁，未婚，自由职业。2019 年 7 月 9 日初诊。

患者 2 天前饮食不注意后出现腹痛，里急后重，泻下赤白脓血便。现症：里急后重，痢下赤白脓血，黏稠如胶冻，腥臭，腹部疼痛，肛门灼热，小便短赤。舌苔黄腻，脉滑数。

请与泄泻相鉴别。

答题要求：根据上述摘要，在答题卡上完成书面分析。

【参考答案】

中医疾病诊断（2.5 分）：痢疾。

中医证型诊断（2.5 分）：湿热痢。

中医辨病辨证依据（6 分）：患者腹痛，里急后重，泻下赤白脓血便 2 天，辨病为痢疾。湿热蒸迫肠道，肠道气机阻滞，故里急后重；湿热熏灼肠道，脉络损伤，血腐成脓，故痢下赤白脓血，黏稠如胶冻，腥臭；湿热侵袭大肠，壅阻气机，故腹部疼痛；湿热内迫肠道，大肠传导失常，故肛门灼热；热蕴灼伤津液，故小便短赤；舌苔黄腻，脉滑数均为湿热内蕴之象。综上，辨证为湿热痢。

中医病证鉴别（2.5 分）：痢疾与泄泻均多发于夏秋季节，病变部位在胃肠，病因亦有相同之处，症状都有腹痛、大便次数增多。但痢疾大便次数虽多而量少，排赤白脓血便，腹痛伴里急后重感明显。而泄泻大便溏薄，粪便清稀，或如水样，或完谷不化，而无赤白脓血便，腹痛多伴肠鸣，少有里急后重感。

治法（2 分）：清肠化湿，调气和血。

方剂名称（1.5 分）：芍药汤加减。

药物组成、剂量及煎服方法（3 分）：芍药 30g，当归 15g，甘草 6g，木香 6g，槟榔 6g，大黄 9g，黄芩 15g，黄连 15g，肉桂 5g（后下），金银花 9g，白头翁 9g，秦皮 9g，黄柏 9g。3 剂，水煎服。日 1 剂，早晚分服。

病案(例)摘要 11：

寿某，男，29 岁，已婚，职员。2019 年 5 月 15 日初诊。

患者 1 年来常因工作劳累而情志不遂，时有右胁胀痛，走窜不定，甚则引及胸背肩臂，疼痛每因情志变化而增减，胸闷腹胀，嗳气频作，纳少口苦。舌苔薄白，脉弦。

请与胃脘痛相鉴别。

答题要求：根据上述摘要，在答题卡上完成书面分析。

【参考答案】

中医疾病诊断（2.5分）：胁痛。

中医证型诊断（2.5分）：肝郁气滞证。

中医辨病辨证依据（6分）：患者时有右胁胀痛，走窜不定1年，辨病为胁痛。肝失条达，气机郁滞，络脉失和，故右胁胀痛，走窜不定，甚则引及胸背肩臂，胸闷；肝气不疏，情志失调，故嗳气频作；气机不畅，郁于腹中，故腹胀，纳少；气郁化火，气火循经上逆，故口苦；舌苔薄白，脉弦均为肝郁气滞之象。综上，辨证为肝郁气滞证。

中医病证鉴别（2.5分）：胁痛与胃脘痛的病证中皆有肝郁的病机。但胃脘痛病位在胃脘，兼有嗳气频作、吞酸嘈杂等胃失和降的症状。而胁痛病位在胁肋部，伴有目眩、口苦、胸闷、喜太息的症状。

治法（2分）：疏肝理气。

方剂名称（1.5分）：柴胡疏肝散加减。

药物组成、剂量及煎服方法（3分）：柴胡6g，陈皮6g，枳壳4.5g，香附4.5g，川楝子4.5g，白芍4.5g，甘草1.5g，川芎4.5g，郁金6g。3剂，水煎服。日1剂，早晚分服。

病案(例)摘要 12:

傅某，男，48 岁，已婚，工人。2016 年 3 月 19 日初诊。

患者平素性情急躁易怒。3 天前与家人吵架后，出现头部胀痛，无呕吐，无意识障碍，遂来就诊。现症：头昏胀痛，两侧为重，面红口苦，心烦易怒，夜寐不宁。舌红苔黄，脉弦数。

请与眩晕相鉴别。

答题要求：根据上述摘要，在答题卡上完成书面分析。

【参考答案】

中医疾病诊断（2.5分）：头痛。

中医证型诊断（2.5分）：肝阳头痛。

中医辨病辨证依据（6分）：患者头部胀痛3天，辨病为头痛。肝阳亢逆，气血上冲，故头昏胀痛，两侧为重，面红；肝失条达，气郁化火，循经上炎，故口苦；肝肾亏虚，肝阳亢盛，肝失柔和，故心烦易怒；阳热内扰，神魂不安，故夜寐不宁；舌红苔黄，脉弦数均为肝阳上亢之象。综上，辨证为肝阳头痛。

中医病证鉴别（2.5分）：头痛与眩晕可单独出现，也可同时出现，二者对比，头痛之病因有外感与内伤两方面，眩晕则以内伤为主。临床表现，头痛以疼痛为主，实证较多；而眩晕则以昏眩为主，虚证较多。

治法（2分）：平肝潜阳息风。

方剂名称（1.5分）：天麻钩藤饮加减。

药物组成、剂量及煎服方法（3分）：天麻9g，钩藤12g（后下），石决明18g（先煎），山栀9g，黄芩9g，丹皮9g，桑寄生9g，杜仲9g，牛膝12g，益母草9g，白芍9g，夜交藤9g，茯神9g，夏枯草9g，龙胆草6g。3剂，水煎服。日1剂，早晚分服。

病案（例）摘要 13：

刘某，男，74 岁，已婚，农民。2019 年 12 月 10 日初诊。

患者 5 个月前晨起后发现左侧肢体活动不利，伴饮水咳呛，于当地医院治疗。现症：左侧半身不遂，肢软无力，面色萎黄，口舌歪斜，口角流涎。舌质淡紫，有瘀斑，苔薄白，脉细涩而弱。

请与口僻相鉴别。

答题要求：根据上述摘要，在答题卡上完成书面分析。

【参考答案】

中医疾病诊断（2.5 分）：中风。

中医证型诊断（2.5 分）：恢复期和后遗症期 – 气虚络瘀证。

中医辨病辨证依据（6 分）：患者左侧肢体活动不利，伴饮水咳呛 5 个月，辨病为中风。气虚血瘀，脉阻络痹，故左侧半身不遂，口舌歪斜，口角流涎；气虚致脏腑功能减退，故肢软无力；气虚无力推动血行，面失其养，故面色萎黄；舌质淡紫，有瘀斑，苔薄白，脉细涩而弱均为气虚血瘀之象。综上，辨证为恢复期和后遗症期 – 气虚络瘀证。

中医病证鉴别（2.5 分）：口僻俗称吊线风，主要症状是口舌歪斜，但常伴耳后疼痛，口角流涎，言语不清，而无半身不遂或神志障碍等表现，多因正气不足，风邪入脉络，气血痹阻所致，不同年龄均可罹患。

治法（2 分）：益气养血，化瘀通络。

方剂名称（1.5 分）：补阳还五汤加减。

药物组成、剂量及煎服方法（3 分）：黄芪 120g，归尾 6g，赤芍 4.5g，地龙 3g，川芎 3g，红花 3g，桃仁 3g，枸杞子 6g，制首乌 6g。7 剂，水煎服。日 1 剂，早晚分服。

病案（例）摘要14：

马某，男，40岁，已婚，警察。2019年5月20日初诊。

患者1年来每因劳累后出现双下肢浮肿，尿量减少，夜尿多，头晕，乏力，畏寒，面色苍白，当地医院诊断为"慢性肾小球肾炎"，经多方求医，症状时有好转，但病情反复出现。半月来下肢浮肿复发，按之凹陷不起，尿量减少，腰酸冷痛，四肢厥冷，怯寒神疲，面色㿠白，心悸胸闷，腹大胀满。舌质淡胖，苔白，脉沉细。

请与鼓胀相鉴别。

答题要求：根据上述摘要，在答题卡上完成书面分析。

【参考答案】

中医疾病诊断（2.5分）：水肿。

中医证型诊断（2.5分）：阴水 – 肾阳衰微证。

中医辨病辨证依据（6分）：患者双下肢浮肿，尿量减少1年，辨病为水肿。病程较长，下肢水肿，按之凹陷不起为阴水。脾肾阳虚，水寒内聚，故下肢浮肿，按之凹陷不起，尿量减少；肾阳虚衰，温煦失职，故腰酸冷痛，四肢厥冷，怯寒；阳虚不能鼓动精神，故神疲；阳虚无力运行气血，血络不充，故面色㿠白；水饮凌心，故心悸胸闷；中阳虚衰，不化水湿，故腹大胀满；舌质淡胖，苔白，脉沉细均为脾肾阳虚之象。综上，辨证为阴水 – 肾阳衰微证。

中医病证鉴别（2.5分）：水肿与鼓胀均可见肢体水肿，腹部膨隆。鼓胀的主症是单腹胀大，面色苍黄，腹壁青筋暴露，四肢多不肿，反见瘦削，后期或可伴见轻度肢体浮肿。而水肿则头面或下肢先肿，继及全身，严重时出现腹水，腹部膨隆，面色㿠白，但无腹壁青筋暴露。鼓胀是由于肝、脾、肾功能失调，导致气滞、血瘀、水湿聚于腹中。水肿乃肺、脾、肾三脏气化失调，而导致水液泛滥肌肤。

治法（2分）：温肾助阳，行气利水。

方剂名称（1.5分）：济生肾气丸合真武汤加减。

药物组成、剂量及煎服方法（3分）：附子15g（先煎），白茯苓30g，泽泻30g，山茱萸30g，山药30g，车前子30g（包煎），牡丹皮30g，官桂15g（后下），川牛膝15g，熟地黄15g，芍药9g，白术6g，生姜9g。3剂，水煎服。日1剂，早晚分服。

病案(例)摘要 15：

田某，女，60岁，已婚，干部。2018年5月26日初诊。

患者1个月前因家属去世出现情绪低落，时欲流泪，经家人开导后，症状有所缓解，但易反复。3日前患者情绪低落再次加重，遂前来就诊。现症：精神抑郁，胸部满闷，胁肋部胀满，咽中有异物感，咽之不下，咯之不出。舌质淡，苔白腻，脉弦滑。

请与噎膈相鉴别。

答题要求：根据上述摘要，在答题卡上完成书面分析。

【参考答案】

中医疾病诊断（2.5分）：郁证。

中医证型诊断（2.5分）：痰气郁结证。

中医辨病辨证依据（6分）：患者情绪低落，时欲流泪1个月，加重3天，辨病为郁证。肝气郁滞，气机不畅，故精神抑郁，胸部满闷，胁肋部胀满；气郁痰凝，阻滞胸咽，故咽中有异物感，咽之不下，咯之不出；舌质淡，苔白腻，脉弦滑均为痰气郁结之象。综上，辨证为痰气郁结证。

中医病证鉴别（2.5分）：梅核气与噎膈皆有咽中有物梗塞感觉。梅核气咽中梗塞的感觉与情绪波动有关，当心情抑郁或注意力集中于咽部时，则梗塞感觉加重，但无吞咽困难。噎膈多见于中老年人，男性居多，梗塞的感觉主要在胸骨后，与情绪波动无关，吞咽困难的程度日渐加重，做食管检查常有异常发现。

治法（2分）：行气开郁，化痰散结。

方剂名称（1.5分）：半夏厚朴汤加减。

药物组成、剂量及煎服方法（3分）：半夏12g，厚朴9g，茯苓12g，生姜15g，苏叶6g，杏仁10g，旋覆花10g（包煎），香附10g，百合20g，柴胡10g。3剂，水煎服。日1剂，早晚分服。

病案(例)摘要 16：

周某，男，46 岁，已婚，农民。2019 年 8 月 4 日初诊。

患者平素嗜食膏粱厚味。1 个月前过度劳作后出现口渴多饮，口舌干燥，尿频量多，烦热多汗。舌边尖红，苔薄黄，脉洪数。

请与口渴症相鉴别。

答题要求：根据上述摘要，在答题卡上完成书面分析。

【参考答案】

中医疾病诊断（2.5 分）：消渴。

中医证型诊断（2.5 分）：上消 – 肺热津伤证。

中医辨病辨证依据（6 分）：患者平素嗜食膏粱厚味，口渴多饮，尿量频多 1 个月，辨病为消渴。以口渴多饮较为突出者为上消。肺脏燥热，津液失布，故口渴多饮，口干舌燥，尿量频多；燥热内扰心神，故烦热；热邪迫津外出，故多汗；舌边尖红，苔薄黄，脉洪数均为肺热津伤之象。综上，辨证为上消 – 肺热津伤证。

中医病证鉴别（2.5 分）：消渴与口渴症都可出现口干多饮症状。口渴症是指口渴饮水的一个临床症状，可出现于多种疾病过程中，尤以外感热病为多见，但这类口渴各随其所患病证的不同而出现相应的临床症状，不伴多食、多尿、尿甜、瘦削等消渴的特点。消渴以多饮、多食、多尿、乏力、消瘦，或尿有甜味为主症。

治法（2 分）：清热润肺，生津止渴。

方剂名称（1.5 分）：消渴方加减。

药物组成、剂量及煎服方法（3 分）：天花粉 9g，葛根 6g，麦冬 6g，生地黄 6g，藕汁 6g，黄连 6g，黄芩 6g，知母 6g。3 剂，水煎服。日 1 剂，早晚分服。

病案(例)摘要 17：

王某，男，65 岁，已婚，退休工人。2019 年 11 月 10 日初诊。

患者 1 周前出现下肢关节肌肉疼痛，酸楚游走不定，3 天前因淋雨加重。现症：下肢关节疼痛，屈伸不利，疼痛呈游走性，恶风，发热。舌苔薄白，脉浮缓。

请与痿证相鉴别。

答题要求：根据上述摘要，在答题卡上完成书面分析。

【参考答案】

中医疾病诊断（2.5分）：痹证。

中医证型诊断（2.5分）：风寒湿痹－行痹。

中医辨病辨证依据（6分）：患者关节肌肉疼痛，酸楚游移不定1周，加重3天，辨病为痹证。风邪兼夹寒湿，留滞经脉，闭阻气血，故下肢关节疼痛，屈伸不利，疼痛呈游走性；风寒之邪侵袭肌表，卫气相争，故恶风、发热；舌苔薄白，脉浮缓为风寒湿邪侵袭之象。综上，辨证为风寒湿痹－行痹。

中医病证鉴别（2.5分）：痹证与痿证鉴别要点首先在于痛与不痛，痹证以关节疼痛为主，而痿证则以肢体力弱为主，无疼痛症状；其次要观察肢体的活动障碍，痿证是无力运动，痹证是因疼痛而影响活动；再者，部分痿证病初即有肌肉萎缩，而痹证则是由于疼痛或关节僵直不能活动，日久废而不用导致的肌肉萎缩。

治法（2分）：祛风通络，散寒除湿。

方剂名称（1.5分）：防风汤加减。

药物组成、剂量及煎服方法（3分）：防风3g，甘草2g，黄芩2g，当归3g，赤茯苓3g，秦艽2g，葛根2g，桂枝3g，杏仁3g，麻黄1.5g，生姜5片，大枣3枚。3剂，水煎服。日1剂，早晚分服。

病案(例)摘要18：

潘某，女，76岁，已婚，退休。2018年10月22日初诊。

患者5年前出现腰痛，伴酸软无力，久站后加重，反复发作。2日前患者因劳累再次出现腰痛，遂前来就诊。现症：腰部隐隐作痛，酸软无力，不能久站，喜温喜按，面色㿠白，肢冷畏寒。舌质淡，苔薄白，脉沉细。

请与肾痹相鉴别。

答题要求：根据上述摘要，在答题卡上完成书面分析。

【参考答案】

中医疾病诊断（2.5分）：腰痛。

中医证型诊断（2.5分）：肾虚腰痛－肾阳虚证。

中医辨病辨证依据（6分）：患者腰痛伴酸软无力5年，辨病为腰痛。肾阳不足，不能温煦筋脉，故腰部隐隐作痛，酸软无力，不能久站；元阳不足，失于温煦，故喜温喜按，肢冷畏寒；阳虚无力运行气血，血络不充，故面色㿠白；舌质淡，苔薄白，脉沉细均为肾阳不足之象。综上，辨证为肾虚腰痛－肾阳虚证。

中医病证鉴别（2.5分）：腰痛是以腰部疼痛为主；肾痹是指腰背强直弯曲，不能屈伸，行动困难而言，多由骨痹日久发展而成。

治法（2分）：补肾壮阳，温煦经脉。

方剂名称（1.5分）：右归丸加减。

药物组成、剂量及煎服方法（3分）：熟地黄24g，山药12g，山茱萸12g，枸杞子12g，菟丝子12g，鹿角胶12g（烊化兑服），杜仲12g，肉桂6g（后下），当归9g，制附子6g（先煎）。3剂，水煎服。日1剂，早晚分服。

病案（例）摘要 19：

林某，男，67 岁，已婚，农民。2019 年 8 月 15 日初诊。

患者有咳嗽病史 5 年。3 天前烈日当空时外出劳作，当晚出现胸部膨满，憋闷如塞，喘息上气，痰多，动则加剧。现症：咳逆，喘息气粗，胸部膨满，烦躁，痰黄，黏稠难咳，身热，口渴欲饮，溲赤便干，舌边尖红，苔黄腻，脉滑数。

请与喘证相鉴别。

答题要求：根据上述摘要，在答题卡上完成书面分析。

【参考答案】

中医疾病诊断（2.5分）：肺胀。

中医证型诊断（2.5分）：痰热郁肺证。

中医辨病辨证依据（6分）：患者有咳嗽病史，胸部膨满，憋闷如塞，喘息上气，痰多，动则加剧3天，辨病为肺胀。痰热郁肺，肺失清肃，气逆于上，故咳逆，喘息气粗；肺热蕴郁，胸中气机不利，故胸部膨满；邪热扰心，故烦躁；痰热交结，随气而逆，故痰黄，稠黏难咳；里热蒸腾，阳盛则热，故身热；内热伤津，故口渴欲饮，溲赤便干；舌红苔黄腻，脉滑数均为痰热内蕴之象。综上，辨证为痰热郁肺证。

中医病证鉴别（2.5分）：肺胀与喘证均以咳而上气、喘满为主症。而肺胀是多种慢性肺系疾病日久积渐而成，除咳喘外，尚有胸部膨满、心悸、唇甲紫绀、腹胀肢肿等症。喘证是多种急慢性疾病的一个症状，以呼吸气促困难为主要表现。肺胀可隶属于喘证的范畴，喘证经久不愈又可发展为肺胀。

治法（2分）：清肺化痰，降逆平喘。

方剂名称（1.5分）：越婢加半夏汤加减。

药物组成、剂量及煎服方法（3分）：麻黄18g，石膏24g（先煎），生姜9g，甘草6g，大枣5枚，半夏9g，鱼腥草15g，金荞麦15g，瓜蒌皮6g。3剂，水煎服。日1剂，早晚分服。

病案（例）摘要 20：

董某，男，45 岁，已婚，工人。2019 年 4 月 19 日初诊。

患者 3 天前于家中暴食，饮酒数升。昨日腹大胀满，崩急如鼓，皮色苍黄，脉络显露，遂来就诊。现症：腹大胀满，按之如囊裹水，脘腹痞胀，精神困倦，怯寒懒动，小便少，大便溏，舌苔白腻，脉缓。

请与水肿相鉴别。

答题要求：根据上述摘要，在答题卡上完成书面分析。

【参考答案】

中医疾病诊断（2.5 分）：鼓胀。

中医证型诊断（2.5 分）：水湿困脾证。

中医辨病辨证依据（6 分）：患者腹大胀满，崩急如鼓，皮色苍黄，脉络显露3 天，辨病为鼓胀。湿邪困遏，脾阳不振，寒水内停，故腹大胀满，按之如囊裹水；脾失健运，水谷不化，故脘腹痞胀；湿邪重着，寒湿困脾，遏郁清阳，故精神困倦，怯寒懒动；水湿不化，故小便少；水湿下渗，则大便溏；舌苔白腻，脉缓均为水湿内盛之象。综上，辨证为水湿困脾证。

中医病证鉴别（2.5 分）：鼓胀主要为肝、脾、肾受损，气、血、水互结于腹中，以腹部胀大为主，四肢肿不甚明显。晚期方伴肢体浮肿，每兼见面色青晦，面颈部有血痣赤缕，胁下癥积坚硬，腹皮青筋显露等。水肿主要为肺、脾、肾功能失调，水湿泛溢肌肤。其浮肿多从眼睑开始，继则延及头面及肢体，或下肢先肿，后及全身，每见面色㿠白，腰酸倦怠等，水肿较甚者亦可伴见腹水。

治法（2 分）：温中健脾，行气利水。

方剂名称（1.5 分）：实脾饮加减。

药物组成、剂量及煎服方法（3 分）：厚朴 30g，白术 30g，木瓜 30g，木香 30g，草果仁 30g，大腹子 30g，附子 30g（先煎），白茯苓 30g，干姜 30g，甘草 15g，山药 15g，生姜 5 片，大枣 1 枚。3 剂，水煎服。日 1 剂，早晚分服。

病案 (例) 摘要 21:

霍某, 女, 46 岁, 已婚, 职员。2019 年 6 月 25 日初诊。

患者 1 天前无明显诱因出现头部摇动颤抖, 不能自制, 遂来就诊。现症: 头摇不止, 肢麻震颤, 头晕目眩, 胸脘痞闷, 口苦口黏, 吐痰涎, 舌体胖大, 有齿痕, 舌质红, 舌苔黄腻, 脉弦滑数。

请与瘛疭相鉴别。

答题要求: 根据上述摘要, 在答题卡上完成书面分析。

【参考答案】

中医疾病诊断（2.5 分）：颤证。

中医证型诊断（2.5 分）：痰热风动证。

中医辨病辨证依据（6 分）：患者头部摇动颤抖，不能自制 1 天，辨病为颤证。痰热内蕴，热极生风，筋脉失约，故头摇不止，肢麻震颤；肝风上逆，故头晕目眩；痰热壅阻气机，故胸脘痞闷；肝火上炎，故口苦；痰湿内盛，故口黏；肝风夹痰上逆，故吐痰涎；舌体胖大，有齿痕，舌质红，舌苔黄腻，脉弦滑数均为痰热风动之象。综上，辨证为痰热风动证。

中医病证鉴别（2.5 分）：瘛疭即抽搐，多见于急性热病或某些慢性疾病急性发作，抽搐多呈持续性，有时伴短阵性间歇，手足屈伸牵引，弛纵交替，部分病人可有发热，两目上视，神昏等症状。颤证是一种慢性疾病过程，以头颈、手足不自主颤动、振摇为主要症状，手足颤抖动作幅度小，频率较快，而无肢体抽搐牵引和发热、神昏等症状。

治法（2 分）：清热化痰，平肝息风。

方剂名称（1.5 分）：导痰汤合羚角钩藤汤加减。

药物组成、剂量及煎服方法（3 分）：半夏 12g，天南星 3g，枳实 3g，橘红 3g，赤茯苓 3g，生姜 10 片，羚角片 4.5g，霜桑叶 6g，京川贝 12g，鲜生地 15g，双钩藤 9g，滁菊花 9g，茯神木 9g，生白芍 9g，生甘草 3g，淡竹茹 15g，皂角 3g，厚朴 3g。3 剂，水煎服。日 1 剂，早晚分服。

病案（例）摘要22：

高某，男，5岁。2015年11月3日初诊。

患儿腹泻3周，病初每日泻10余次，经治疗好转。现症：大便清稀，色淡不臭，每日4~5次，食后作泻，时轻时重，面色萎黄，食欲不振，形体消瘦，神疲倦怠。舌淡苔白，脉缓弱。

请与痢疾相鉴别。

答题要求：根据上述摘要，在答题卡上完成书面分析。

【参考答案】

中医疾病诊断（2.5分）：小儿泄泻。

中医证型诊断（2.5分）：脾虚泻证。

中医辨病辨证依据（6分）：患儿腹泻3周，每日泻10余次，辨病为小儿泄泻。脾胃虚弱，运化失职，故大便清稀，色淡不臭，每日4～5次；脾虚运纳无权，故食后作泻，时轻时重，食欲不振；脾失健运，气血生化不足，肢体、肌肉、颜面失养，故面色萎黄，形体消瘦，神疲倦怠；舌淡苔白，脉缓弱均为脾虚之象。综上，辨证为脾虚泻证。

中医病证鉴别（2.5分）：痢疾大便为黏液脓血便，腹痛，里急后重。大便常规检查有脓细胞、红细胞和吞噬细胞；大便培养有痢疾杆菌生长。

治法（2分）：健脾益气，助运止泻。

方剂名称（1.5分）：参苓白术散加减。

药物组成、剂量及煎服方法（3分）：党参10g，白术10g，茯苓10g，山药10g，莲子肉6g，扁豆8g，薏苡仁6g，砂仁4g（后下），桔梗4g，甘草7g。3剂，水煎服。日1剂，早晚分服。

病案（例）摘要 23：

王某，女，19 岁，学生。2016 年 3 月 9 日初诊。

患者 13 岁月经初潮，初潮后月经基本正常。近 1 年来，月经紊乱，经来无期，淋漓不尽，色淡质清，畏寒肢冷，面色晦暗，腰腿酸软，小便清长。末次月经 2016 年 2 月 22 日，至今未尽。舌质淡，苔薄白，脉沉细。

请与经期延长相鉴别。

答题要求：根据上述摘要，在答题卡上完成书面分析。

【参考答案】

中医疾病诊断（2.5分）：崩漏。

中医证型诊断（2.5分）：肾虚证－肾阳虚证。

中医辨病辨证依据（6分）：患者月经紊乱1年，淋漓不尽半个月，辨病为崩漏。肾阳虚弱，肾气不足，封藏失司，冲任不固，故月经紊乱，经来无期，淋漓不尽，小便清长；阳虚火衰，胞宫失煦，故经血色淡质清；元阳不足，失于温煦，故畏寒肢冷；肾阳衰惫，阴寒内盛，则本脏之色外现而面色晦暗；舌质淡，苔薄白，脉沉细均为肾阳不足之象。综上，辨证为肾虚证－肾阳虚证。

中医病证鉴别（2.5分）：经期延长仅为经期的延长，月经周期和经量无明显异常表现，而崩漏为月经的周期、经期及经量发生严重紊乱的疾病，表现为周期、经期紊乱，或暴下不止，或淋漓不断。

治法（2分）：温肾固冲，止血调经。

方剂名称（1.5分）：右归丸加黄芪、党参。

药物组成、剂量及煎服方法（3分）：熟地黄24g，山药12g，山茱萸9g，枸杞子12g，菟丝子12g，鹿角胶12g（烊化兑服），杜仲12g，肉桂6g（后下），当归9g，制附子6g（先煎），黄芪9g，党参9g。3剂，水煎服。日1剂，早晚分服。

病案(例)摘要 24：

何某，女，25 岁，未婚，职员。2019 年 4 月 3 日初诊。

患者产后 2 个月出现带下量多，有腥臭味。现症：带下量多，有臭气，胸闷口腻，纳食较差，大便黏滞难解，小便黄少。舌苔黄腻，脉濡略数。

请与白浊相鉴别。

答题要求：根据上述摘要，在答题卡上完成书面分析。

【参考答案】

中医疾病诊断（2.5 分）：带下病（带下过多）。

中医证型诊断（2.5 分）：湿热下注证。

中医辨病辨证依据（6 分）：患者带下量多 2 个月，有腥臭味，辨病为带下病（带下过多）。湿热蕴结于下，损伤任带二脉，故带下量多，有臭气；湿热熏蒸，故胸闷口腻；湿热内阻中焦，脾失运化，清阳不升，故纳食较差；湿邪黏滞，阻滞肠腑，可见大便黏滞难解；湿热下注膀胱，故小便黄少；舌苔黄腻，脉濡略数均为湿热之象。综上，辨证为湿热下注证。

中医病证鉴别（2.5 分）：白浊是指尿道流出混浊如脓之物的一种疾患，而带下出自阴道。

治法（2 分）：清利湿热。

方剂名称（1.5 分）：止带方加减。

药物组成、剂量及煎服方法（3 分）：龙胆草 6g，黄柏 12g，生地 15g，当归 15g，赤芍 12g，椒目 6g，甘草 6g，车前子 3g（包煎），山药 30g，白果 12g。3 剂，水煎服。日 1 剂，早晚分服。

病案（例）摘要 25：

王某，男，7 岁，学生。2019 年 1 月 10 日初诊。

患儿 3 周前有水痘接触史。2 天前放学后出现发热，流涕，咳嗽，躯干见少量红色椭圆形疱疹。现症：壮热不退，烦躁不安，口渴欲饮，面红目赤，皮疹分布较密，疹色紫暗，疱浆混浊，大便干结，小便短黄。舌红，苔黄糙而干，脉数有力。

请与脓疱疮相鉴别。

答题要求：根据上述摘要，在答题卡上完成书面分析。

【参考答案】

中医疾病诊断（2.5 分）：水痘。

中医证型诊断（2.5 分）：邪炽气营证。

中医辨病辨证依据（6 分）：患儿 3 周前有水痘接触史，发热，流涕，咳嗽，躯干见少量红色椭圆形疱疹 2 天，辨病为水痘。感受水痘时邪较重，正胜邪实，邪毒炽盛，内传气营。气分热盛，故壮热不退，烦躁不安，口渴欲饮，面红目赤；毒传营分，与内湿相搏外透肌表，故皮疹分布较密，疹色暗紫，疱浆混浊；邪毒炽盛，灼烧津液，故大便干结，小便短黄；舌红，苔黄糙而干，脉数有力均为邪炽气营之象。综上，辨证为邪炽气营证。

中医病证鉴别（2.5 分）：脓疱疮好发于炎热夏季，一般无发热等全身症状，皮疹多见于头面部及四肢暴露部位，病初为疱疹，很快成为脓疱，疱液混浊，经搔抓脓液流溢蔓延而传播。

治法（2 分）：清气凉营，解毒化湿。

方剂名称（1.5 分）：清胃解毒汤加减。

药物组成、剂量及煎服方法（3 分）：黄芩 6g，黄连 3g，生地黄 7g，栀子 7g，车前草 7g，紫草 7g，生石膏 20g（先煎），升麻 4g，牡丹皮 7g，赤芍药 7g，当归 7g，天花粉 7g，连翘 7g。3 剂，水煎服。日 1 剂，早晚分服。

病案(例)摘要26:

廖某,女,28岁,已婚,职员。2019年4月12日初诊。

患者25天前行第2次剖宫产,13天前开始出现低热持续不退,体温37~38℃,伴头晕、头痛、心悸,两侧少腹绵绵作痛,曾先后使用西药抗感染和中药清热解毒治疗,疗效不显,阴道仍有少量血性分泌物,色淡质稀。舌质淡,苔薄白,脉细数。

请与蒸乳发热相鉴别。

答题要求:根据上述摘要,在答题卡上完成书面分析。

【参考答案】

中医疾病诊断（2.5 分）：产后发热。

中医证型诊断（2.5 分）：血虚证。

中医辨病辨证依据（6 分）：患者有剖宫产史，低热持续不退 13 天，辨病为产后发热。产后亡血伤津，阴血骤虚，阳无所依，虚阳越浮于外，故低热持续不退；血虚不能荣清窍，故头晕、头痛；血虚心神失养，故心悸；血虚不荣，故两侧少腹绵绵作痛；气随血耗，气虚冲任不固，故阴道有少量分泌物；气血虚弱，故分泌物色淡质稀；舌淡红，苔薄白，脉细弱均为血虚之象。综上，辨证为血虚证。

中医病证鉴别（2.5 分）：蒸乳发热是产后 3～4 天泌乳期见低热，可自然消失。产后发热是指产褥期内，出现发热持续不退，或突然高热寒战，并伴有其他症状。

治法（2 分）：补益气血。

方剂名称（1.5 分）：八珍汤去川芎，加黄芪。

药物组成、剂量及煎服方法（3 分）：人参 10g，白术 10g，白茯苓 10g，当归 10g，黄芪 10g，白芍药 10g，熟地黄 10g，甘草 10g，生姜 3 片，大枣 3 枚。3 剂，水煎服。日 1 剂，早晚分服。

病案(例)摘要 27：

马某，女，34 岁，已婚，工人。2018 年 5 月 15 日初诊。

患者平素月经正常，近 3 个月来，经期小腹隐隐作痛，空坠不适，喜揉按，经量少，色淡质稀，神疲乏力，头晕心悸，面色不华。末次月经：2018 年 5 月 11 日。来诊时月经已净。舌淡，苔薄，脉细弱。

请与异位妊娠破裂相鉴别。

答题要求：根据上述摘要，在答题卡上完成书面分析。

【参考答案】

中医疾病诊断（2.5 分）：痛经。

中医证型诊断（2.5 分）：气血虚弱证。

中医辨病辨证依据（6 分）：患者经期小腹隐隐作痛 3 个月，辨病为痛经。气血不足，冲任亦虚，经行之后，血海更虚，胞宫、冲任失于濡养，故经期小腹隐隐作痛，空坠不适，喜揉按；气血两虚，血海未满而溢，故经量少，色淡质稀；气虚中阳不振，故神疲乏力；血虚则无以养心神，荣头面，故头晕心悸，面色不华；舌淡，苔薄，脉细弱均是气血两虚之象。综上，辨证为气血虚弱证。

中医病证鉴别（2.5 分）：异位妊娠破裂多有停经史和早孕反应，妊娠试验阳性；妇科检查时，宫颈有抬举痛，腹腔内出血较多时，子宫有漂浮感；盆腔 B 超检查常可见子宫腔以外有孕囊或包块存在；后穹隆穿刺或腹腔穿刺阳性；内出血严重时，患者可出现休克表现，血红蛋白下降。痛经虽可出现剧烈的小腹痛，但无上述妊娠征象。

治法（2 分）：益气补血止痛。

方剂名称（1.5 分）：圣愈汤加香附、延胡索。

药物组成、剂量及煎服方法（3 分）：熟地黄 20g，川芎 8g，人参 15g，当归 15g，黄芪 15g，香附 10g，延胡索 10g，鸡血藤 15g，大枣 15g，酸枣仁 15g。3 剂，水煎服。日 1 剂，早晚分服。

病案(例)摘要 28:

汤某,男,3 岁。2019 年 4 月 20 日初诊。

患儿 2 天前随家人外出游玩,衣着单薄,汗出当风,回家后出现发热,咳嗽,鼻塞,喉间痰鸣。现症:发热恶风,鼻塞流浊涕,咳嗽气促,痰稠色黄,咽红,舌质红,苔薄黄,脉浮数,指纹浮紫。

请与儿童哮喘相鉴别。

答题要求:根据上述摘要,在答题卡上完成书面分析。

【参考答案】

中医疾病诊断（2.5 分）：肺炎喘嗽。

中医证型诊断（2.5 分）：风热闭肺证。

中医辨病辨证依据（6 分）：患儿发热，咳嗽，鼻塞，喉间痰鸣 2 天，辨病为肺炎喘嗽。风热之邪外侵，肺气郁阻，失于宣肃，故发热恶风，咳嗽气粗；肺系受邪，鼻窍不利，故鼻塞流浊涕；邪闭肺络，水液输化无权，留滞肺络，凝聚为痰，故痰稠色黄；邪气侵袭咽部脉络，故咽红；舌质红，苔薄黄，脉浮数，指纹浮紧均为风热犯肺，邪在表分之象。综上，辨证为风热闭肺证。

中医病证鉴别（2.5 分）：儿童哮喘呈反复发作的咳嗽喘息，胸闷气短，喉间痰鸣，发作时双肺可闻及以呼气相为主的哮鸣音，呼气延长，支气管舒张剂有显著疗效。

治法（2 分）：辛凉宣肺，化痰止咳。

方剂名称（1.5 分）：麻杏石甘汤加减。

药物组成、剂量及煎服方法（3 分）：连翘 15g，金银花 15g，苦桔梗 15g，薄荷 9g（后下），生甘草 7.5g，牛蒡子 9g，芦根 9g，麻黄 4.5g，杏仁 4.5g，石膏 9g（先煎），黄芩 4.5g。3 剂，水煎服。日 1 剂，早晚分服。

病案(例)摘要 29:

王某,女,28 岁,已婚,公务员。2018 年 8 月 18 日初诊。

患者右下腹痛 36 小时,伴发热 12 小时。纳呆,恶心,呕吐一次,为胃内容物,二便正常,月经史无异常,末次月经 8 月 2 日。查体:T 38.4℃,右下腹压痛、反跳痛、腹皮挛急。舌红,苔黄腻,脉滑数。血常规示 WBC 15×10^9/L,中性粒细胞 85%,尿常规正常。

请与宫外孕破裂相鉴别。

答题要求:根据上述摘要,在答题卡上完成书面分析。

【参考答案】

中医疾病诊断（2.5分）：肠痈。

中医证型诊断（2.5分）：湿热证。

中医辨病辨证依据（6分）：患者右下腹痛36小时，发热12小时，恶心、呕吐，查体示右下腹压痛、反跳痛，腹皮挛急，血常规示白细胞、中性粒细胞增高，辨病为肠痈。肠道功能失调，糟粕积滞，湿热内生，积结肠道，壅阻气机，故下腹部痛；热蕴于里，故发热；湿热蕴结脾胃，气机阻滞，升降失常，故纳呆，恶心，呕吐；舌红，苔黄腻，脉滑数均为湿热内蕴之象。综上，辨证为湿热证。

中医病证鉴别（2.5分）：宫外孕破裂常有急性失血症状和下腹疼痛症状，有停经史，妇科检查阴道内有血液，阴道后穹隆穿刺有血等。

治法（2分）：通腑泄热，解毒利湿透脓。

方剂名称（1.5分）：复方大柴胡汤加减。

药物组成、剂量及煎服方法（3分）：柴胡9g，黄芩9g，枳壳6g，川楝子9g，生大黄9g（后下），延胡索9g，白芍9g，蒲公英15g，木香6g，丹参15g，生甘草6g，黄连5g，生石膏15g（先煎）。3剂，水煎服。日1剂，早晚分服。

病案(例)摘要30：

黄某，女，25岁，已婚，职员。2016年7月2日初诊。

患者2年前行人工流产手术，术后有正常性生活且男方精液正常，至今未孕。平素月经或先或后，经量多少不一，经前烦躁易怒，胸胁、乳房胀痛，善太息，经来腹痛，行而不畅，量少色暗，有血块。舌淡红，苔薄白，脉弦。

请与暗产相鉴别。

答题要求：根据上述摘要，在答题卡上完成书面分析。

【参考答案】

中医疾病诊断（2.5分）：不孕症。

中医证型诊断（2.5分）：肝气郁结证。

中医辨病辨证依据（6分）：患者有人工流产手术史，术后有正常性生活且男方精液正常，未孕2年，辨病为不孕症。肝气郁结，疏泄失常，冲任失和，故不孕；气机不畅，血海蓄溢失常，故月经或先或后，经量多少不一；肝气不舒，情志失调，故经前烦躁易怒，善太息；足厥阴肝经循少腹布胁肋，肝失条达，经脉不利，故胸胁、乳房胀痛；肝郁气滞，血行不畅，"不通则痛"，故经来腹痛，行而不畅；气郁血滞，故量少色暗，有血块；舌淡红，苔薄白，脉弦均为肝郁之象。综上，辨证为肝郁气滞证。

中医病证鉴别（2.5分）：暗产是指早早孕期，胚胎初结而自然流产者。此时孕妇尚未有明显的妊娠反应，一般不易觉察而误认为不孕。通过基础体温监测、早孕试验及病理学检查可明确。

治法（2分）：疏肝解郁，理血调经。

方剂名称（1.5分）：开郁种玉汤加减。

药物组成、剂量及煎服方法（3分）：白芍3g，香附9g，当归15g，白术15g，丹皮9g，茯苓9g，天花粉6g。7剂，水煎服。日1剂，早晚分服。

病案（例）摘要 31：

宋某，女，25 岁，已婚，职员。2018 年 8 月 21 日初诊。

患者停经 4 个月，阴道少量出血伴小腹下坠 1 周。既往子宫肌瘤 4 年，末次月经：2018 年 4 月 21 日，停经后无明显不适，2 个月前 B 超提示宫内早孕，子宫肌瘤（4.2cm × 3.6cm）。近一周少量阴道流血，色暗红，自觉腰酸下坠，口干不欲饮，舌暗红，苔白，脉沉弦。

请与异位妊娠相鉴别。

答题要求：根据上述摘要，在答题卡上完成书面分析。

【参考答案】

中医疾病诊断（2.5分）：胎动不安。

中医证型诊断（2.5分）：癥瘕伤胎证。

中医辨病辨证依据（6分）：患者有子宫肌瘤4年，妊娠期间阴道少量出血，小腹下坠1周，辨病为胎动不安。癥积占据胞宫，致血离经，瘀血阻滞冲胞脉，气血壅滞不通，故自觉腰酸下坠；血不归经，故阴道少量出血，色暗红；瘀血内阻，气化不利，津液输布异常，故口干；体内津液本不匮乏，故不欲饮；舌暗红，苔白，脉沉弦均为瘀血之象。综上，辨证为癥瘕伤胎证。

中医病证鉴别（2.5分）：异位妊娠可有少量不规则阴道流血、下腹隐痛等症，其破裂时即伴有剧烈的下腹部撕裂样疼痛，多限于一侧，或伴有晕厥或休克。妇科检查、后穹隆穿刺术及B超检查有助于诊断。

治法（2分）：祛瘀消癥，固冲安胎。

方剂名称（1.5分）：桂枝茯苓丸合寿胎丸。

药物组成、剂量及煎服方法（3分）：桂枝6g，茯苓6g，芍药6g，丹皮6g，桃仁6g，菟丝子12g，桑寄生6g，川续断6g，真阿胶6g（烊化）。3剂，水煎服。日1剂，早晚分服。

病案(例)摘要 32:

周某,女,35 岁,已婚,教师。2018 年 9 月 2 日初诊。

患者乳房有肿块伴疼痛半年,肿块和疼痛随喜怒消长,伴胸闷胁痛,失眠多梦,心烦口苦,月经史无异常。查体:双侧乳房外上象限触及片块样肿块,质地中等,表面光滑,活动度好,有压痛,舌苔薄黄,脉弦滑。

请与乳岩相鉴别。

答题要求:根据上述摘要,在答题卡上完成书面分析。

【参考答案】

中医疾病诊断（2.5分）：乳癖。

中医证型诊断（2.5分）：肝郁痰凝证。

中医辨病辨证依据（6分）：患者乳房有肿块伴疼痛半年，肿块和疼痛随喜怒消长，结合查体结果，辨病为乳癖。肝气郁结，气机阻滞，乳络阻塞不通，不通则痛，故乳房疼痛；肝气郁久化热，热灼津液为痰，气滞痰凝血瘀形成乳房肿块；气机不畅，运行失常，故肿块和疼痛随喜怒消长；气滞痰凝于胸胁，故胸闷、胁痛；痰扰心神，故失眠多梦，心烦；气郁化火，气火循经上逆，故口苦；舌苔薄黄，脉弦滑均为肝郁痰凝之象。综上，辨证为肝郁痰凝证。

中医病证鉴别（2.5分）：乳岩常无意中发现肿块，多无疼痛，逐渐长大，肿块质地坚硬如石，表面高低不平，边缘不整齐，常与皮肤粘连，活动度差，患侧淋巴结可肿大，后期溃破呈菜花样。

治法（2分）：疏肝解郁，化痰散结。

方剂名称（1.5分）：逍遥蒌贝散加减。

药物组成、剂量及煎服方法（3分）：柴胡15g，郁金15g，当归10g，白芍10g，茯苓10g，白术15g，瓜蒌10g，半夏6g，制南星6g，山栀10g，牡丹皮10g，黄芩10g。3剂，水煎服。日1剂，早晚分服。

病案(例)摘要 33：

姜某，女，48 岁，已婚，教师。2019 年 6 月 21 日初诊。

患者月经紊乱 1 年，经量多，面色晦暗，精神萎靡，形寒肢冷，腰膝酸冷，纳呆腹胀，大便溏薄，面浮肢肿，夜尿多，带下清稀，舌胖嫩，边有齿痕，苔稀白，脉沉细无力。

请与癥瘕相鉴别。

答题要求：根据上述摘要，在答题卡上完成书面分析。

【参考答案】

中医疾病诊断（2.5分）：绝经前后诸证。

中医证型诊断（2.5分）：肾阳虚证。

中医辨病辨证依据（6分）：患者为48岁女性，月经紊乱1年，精神萎靡，形寒肢冷，腰膝酸冷，辨病为绝经前后诸证。肾阳虚，冲任失司，故经行量多；绝经前后，肾阳虚惫，命门火衰，阳气不能外达，经脉失于温煦，故面色晦暗，精神萎靡，形寒肢冷；肾阳虚衰，温煦失职，不能温养筋骨、腰膝，故腰膝酸冷；肾阳虚弱，固摄失司，故夜尿多，带下清稀；肾阳不足，气化失司，水邪泛溢肌肤，故面浮肢肿；水气犯脾，脾失健运，故纳呆腹胀，大便溏薄；舌胖嫩，边有齿痕，苔薄白，脉沉细无力均为肾阳虚衰之象。综上，辨证为肾阳虚证。

中医病证鉴别（2.5分）：癥瘕可能出现月经过多或经断复来，或有下腹疼痛，浮肿，或带下五色，气味臭秽，或身体骤然明显消瘦等症状。

治法（2分）：温肾扶阳，佐以温中健脾。

方剂名称（1.5分）：右归丸加减。

药物组成、剂量及煎服方法（3分）：熟地黄24g，山药12g，山茱萸9g，枸杞子12g，菟丝子12g，鹿角胶12g（烊化兑服），杜仲12g，肉桂6g（后下），当归9g，制附子6g（先煎），人参9g，甘草9g，白术9g。3剂，水煎服。日1剂，早晚分服。

病案(例)摘要 34：

何某，男，42 岁，已婚，干部。2019 年 9 月 10 日初诊。

患者便血 1 个月，平时嗜食辛辣。便血色鲜，量较多，血便不相混，便时硬核脱出肛门外，便后可自行回纳，肛门灼热，重坠不适。查体：肛门指检于截石位 3、7、11 点见光滑的团块，质软无压痛。舌苔黄腻，脉弦数。

请与肛裂相鉴别。

答题要求：根据上述摘要，在答题卡上完成书面分析。

【参考答案】

中医疾病诊断（2.5 分）：痔（内痔）。

中医证型诊断（2.5 分）：湿热下注证。

中医辨病辨证依据（6 分）：患者便血 1 个月，便时硬核脱出肛门外，肛门灼热，重坠不适，查体示肛门指检于 3、7、11 点见光滑的团块，质软无压痛，辨病为痔（内痔）。湿热熏灼肠道，脉络损伤，故便血色鲜，量较多；湿热下注肠道，大肠传导失常，故肛门灼热，重坠不适；舌苔黄腻，脉弦数均皆为湿热内蕴之象。综上，辨证为湿热下注证。

中医病证鉴别（2.5 分）：肛裂便鲜血，量较少，肛门疼痛剧烈，呈周期性，多伴有便秘，局部检查可见 6 点或 12 点处肛管有梭形裂口。

治法（2 分）：清热利湿止血。

方剂名称（1.5 分）：脏连丸加减。

药物组成、剂量及煎服方法（3 分）：黄连 12g，生地 18g，当归 9g，川芎 6g，白芍 6g，赤芍 6g，槐角 6g，槐米 6g，穿山甲 6g，猪大肠 1 段，地榆炭 9g，仙鹤草 6g，白头翁 9g。炼蜜为丸，每服 9g，晨饭前空腹以白开水送下，一日 1 次。

病案(例)摘要 35:

杨某,女,32 岁,已婚,职员。2019 年 3 月 30 日初诊。

患者有月经后期病史,产后出血史。平素月经量少,经色淡而质薄。末次月经为 2018 年 5 月 10 日。现症:月经停闭不行,头晕眼花,神疲肢软,毛发不泽易脱落,羸瘦萎黄,脉沉缓,舌淡,苔少。

请与胎死不下鉴别。

答题要求:根据上述摘要,在答题卡上完成书面分析。

【参考答案】

中医疾病诊断（2.5分）：闭经。

中医证型诊断（2.5分）：气血虚弱证。

中医辨病辨证依据（6分）：患者有月经后期病史，产后出血史，月经停闭10月余，辨病为闭经。精血亏虚，冲任气血衰少，血海不能满溢，故月经停闭不行；气血双亏，脑窍失养，故头晕眼花；气虚，脏腑功能减退，故神疲肢软；气血不足，不能上荣，故毛发不泽易脱落，萎黄；血亏不能滋养形体，故羸瘦；脉沉缓，舌淡，苔少均为气血亏虚之象。综上，辨证为气血亏虚证。

中医病证鉴别（2.5分）：胎死腹中者，除月经停闭外，尚应有妊娠的征象，但子宫增大多小于停经月份。B超检查宫腔内可见孕囊、胚芽或胎体，但无胎心搏动。闭经者，停经前大多有月经紊乱，停经后无妊娠征象。

治法（2分）：补气养血调经。

方剂名称（1.5分）：八珍汤加减。

药物组成、剂量及煎服方法（3分）：人参10g，白术10g，白茯苓10g，当归10g，川芎10g，白芍药10g，熟地黄10g，甘草5g，生姜3片，大枣5枚。3剂，水煎服。日1剂，早晚分服。

病案(例)摘要36：

冯某，男，6岁。2019年1月20日初诊。

患儿2周前有流行性腮腺炎接触史。3天前出现发热，右侧耳下腮部肿胀疼痛。经用链霉素、鱼腥草等治疗后症状未见缓解。现症：高热，两侧耳下腮部肿胀疼痛，坚硬拒按，张口咀嚼困难，口渴欲饮，头痛，咽红肿痛，颌下肿块胀痛，纳少，大便秘结，尿少而黄。舌质红，舌苔黄，脉滑数。血常规：白细胞 $4.5 \times 10^9/L$，淋巴细胞 60%。

请与发颐相鉴别。

答题要求：根据上述摘要，在答题卡上完成书面分析。

【参考答案】

中医疾病诊断（2.5分）：痄腮。

中医证型诊断（2.5分）：热毒蕴结证。

中医辨病辨证依据（6分）：患儿2周前有流行性腮腺炎接触史，发热，右侧耳下腮部肿胀疼痛3天，血常规示白细胞总数正常，淋巴细胞增加，辨病为痄腮。热毒蕴结于少阳经脉，气血凝滞不通，故两侧腮部肿胀疼痛，坚硬拒按，张口咀嚼困难；邪毒炽盛，故高热，口渴欲饮，大便秘结，尿少而黄；热毒上扰清阳，故头痛；热毒上乘咽颌部，故咽红肿痛，颌下肿块胀痛；热毒扰胃，胃纳失常，故纳少；舌质红，舌苔黄，脉滑数为热毒内蕴之象。综上，辨证为热毒蕴结证。

中医病证鉴别（2.5分）：发颐腮腺肿大多为一侧，表皮泛红，疼痛剧烈，拒按，若按压腮部可见口腔内腮腺管口有脓液溢出。发颐无传染性，血常规检查白细胞总数及中性粒细胞增高。

治法（2分）：清热解毒，软坚散结。

方剂名称（1.5分）：普济消毒饮加减。

药物组成、剂量及煎服方法（3分）：黄芩10g，黄连10g，人参6g，橘红4g，玄参4g，生甘草4g，连翘2g，鼠黏子2g，板蓝根2g，马勃2g，白僵蚕1.5g，升麻1.5g，柴胡4g，桔梗4g。3剂，水煎服。日1剂，早晚分服。

病案(例)摘要37：

高某，男，38岁，已婚，干部。2019年3月18日初诊。

患者饮食稍有不节即皮肤瘙痒反复发作2个月，抓后糜烂渗出，伴纳少，腹胀便溏，肢乏。查体：皮损潮红，丘疹，对称分布，可见鳞屑。舌淡胖，苔白腻，脉濡缓。

请与牛皮癣相鉴别。

答题要求：根据上述摘要，在答题卡上完成书面分析。

【参考答案】

中医疾病诊断（2.5分）：湿疮。

中医证型诊断（2.5分）：脾虚湿蕴证。

中医辨病辨证依据（6分）：患者皮肤瘙痒反复发作2个月，抓后糜烂渗出，查体示皮损潮红，丘疹，对称分布，可见鳞屑，辨病为湿疮。饮食失节，脾胃受损，失其健运，湿热内生，又兼外受风邪，内外两邪相搏，风湿热邪浸淫肌肤，故皮肤瘙痒反复发作，抓后糜烂渗出；脾虚失运，故纳少，腹胀；湿邪下注，故便溏；脾虚气血生化乏源，故肢乏；舌淡胖，苔白腻，脉濡缓均为脾虚湿蕴之象。综上，辨证为脾虚湿蕴证。

中医病证鉴别（2.5分）：牛皮癣好发于颈侧、肘、尾骶部，常不对称，有典型的苔藓样变，皮损倾向干燥，无多形性损害。

治法（2分）：健脾利湿止痒。

方剂名称（1.5分）：除湿胃苓汤加减。

药物组成、剂量及煎服方法（3分）：防风3g，苍术3g，白术3g，赤茯苓3g，陈皮3g，厚朴3g，猪苓3g，山栀3g，木通3g，泽泻3g，滑石3g（先煎），甘草2g，山药3g，生薏苡仁3g，车前草3g，茵陈3g，徐长卿3g。3剂，水煎服。日1剂，早晚分服。

病案(例)摘要38：

孙某，男，68岁，已婚，退休。2019年8月12日初诊。

患者近2年来夜尿次数增多，每夜约2~4次，近3个月无明显诱因开始出现排尿时间延长。昨日饮酒后出现小便次数明显增加，约1小时1次，尿线细，尿后余沥不尽，无肉眼血尿，尿道灼热刺痛，时感小腹灼热。舌红苔黄腻，脉弦数。肛门直肠指检：前列腺增大，表面光滑，质软，有弹性，中央沟消失。腹部B超：前列腺体积增大至57mm×48mm×40mm，膀胱残余尿量70mL，余未见异常。

请与前列腺癌相鉴别。

答题要求：根据上述摘要，在答题卡上完成书面分析。

【参考答案】

中医疾病诊断（2.5分）：精癃。

中医证型诊断（2.5分）：湿热下注证。

中医辨病辨证依据（6分）：患者夜尿次数增多2年，排尿时间延长3个月，尿频1日，尿线变细，结合肛门直肠指检、腹部B超检查结果，辨病为精癃。年老肾气亏虚，固摄无权，膀胱失约，故夜尿增多，排尿时间延长，尿频，尿线细，尿后余沥不尽；湿热下注，蕴结不散，故尿道灼热刺痛，时感小腹灼热；舌红，苔黄腻，脉滑数均为湿热内蕴之象。综上，辨证为湿热下注证。

中医病证鉴别（2.5分）：精癃与前列腺癌发病年龄相似，且可同时存在。但前列腺癌有早期发生骨骼与肺转移的特点。直肠指诊前列腺多不对称，表面不光滑，可触及不规则、无弹性的硬结。前列腺特异抗原（PSA）和酸性磷酸酶增高。盆腔部CT或前列腺穿刺活体组织检查可确定诊断。

治法（2分）：清热利湿，消癃通闭。

方剂名称（1.5分）：八正散加减。

药物组成、剂量及煎服方法（3分）：车前子9g（包煎），瞿麦9g，萹蓄9g，滑石9g（先煎），山栀子仁9g，甘草9g，木通9g，大黄9g（后下），灯心草3g，牛膝9g，王不留行9g，蒲黄9g（包煎）。3剂，水煎服。日1剂，早晚分服。

病案（例）摘要39：

李某，男，70岁，已婚，退休。2019年5月18日初诊。

患者1周前出现右足趾红肿紫暗，2、3趾色黑溃烂，有少许分泌物。现症：右肢剧痛，日轻夜重，右足肿胀，浸淫蔓延，足趾溃破腐烂，肉色不鲜，身热口干，便秘溲赤。患者既往糖尿病病史10年，双侧视网膜病变3年，足癣3个月，湿烂瘙痒。舌质红，苔黄腻，脉弦数。

请与雷诺病相鉴别。

答题要求：根据上述摘要，在答题卡上完成书面分析。

【参考答案】

中医疾病诊断（2.5分）：脱疽。

中医证型诊断（2.5分）：湿热毒盛证。

中医辨病辨证依据（6分）：患者有糖尿病病史，右足趾红肿紫暗1周，2、3趾色黑溃烂，辨病为脱疽。湿热毒盛，蕴结足部皮肤，故右肢剧痛，日轻夜重，右足肿胀，浸淫蔓延，足趾溃破腐烂，肉色不鲜；毒热内盛，故身热口干，便秘溲赤；舌质红，苔黄腻，脉弦数均为湿热毒盛之象。综上，辨证为湿热毒盛证。

中医病证鉴别（2.5分）：雷诺病多见于青年女性。上肢较下肢多见，好发于双手。每因寒冷和精神刺激双手出现发凉苍白，继而发绀、潮红，最后恢复正常的三色变化（雷诺现象），患肢动脉搏动正常，一般不出现肢体坏疽。

治法（2分）：清热利湿，活血化瘀。

方剂名称（1.5分）：四妙勇安汤加减。

药物组成、剂量及煎服方法（3分）：金银花90g，玄参90g，当归60g，甘草30g，连翘15g，黄柏12g，栀子10g。10剂，水煎服。日1剂，早晚分服。

病案(例)摘要 40:

张某，男，10 岁，学生。2019 年 5 月 16 日初诊。

患者 2 天前颈旁左侧起一结块，肿胀疼痛，伴恶寒，头痛，纳差。既往史：1 周前患龋齿到口腔科治疗后好转。查体：T 37.8℃，P 96 次/分。颈旁左侧结块形如鸡卵，皮色不变，肿胀灼热，无波动感，有轻微触痛。舌质红，苔黄腻，脉滑数。

请与脂瘤染毒相鉴别。

答题要求：根据上述摘要，在答题卡上完成书面分析。

【参考答案】

中医疾病诊断（2.5分）：痈。

中医证型诊断（2.5分）：火毒凝结证。

中医辨病辨证依据（6分）：患者患龋齿1周，颈旁左侧起一结块，肿胀疼痛2天，伴发热，辨病为痈。邪毒湿浊留阻肌肤，郁结不散，营卫不和，气血凝滞，经络壅遏，化火成毒，而成痈肿。火毒凝结于颈旁肌肤，故颈旁左侧结块形如鸡卵，皮色不变，肿胀灼热，无波动感，有轻微触痛；舌质红，苔黄腻，脉滑数均为火毒蕴结之象。综上，辨证为火毒凝结证。

中医病证鉴别（2.5分）：脂瘤染毒患处平时已有结块，与表皮粘连，但基底部推之可动，其中心皮肤常可见粗大黑色毛孔，挤之有粉刺样物溢出，且有臭味。染毒后红肿较局限，10天左右化脓，脓出夹有粉渣样物，愈合较为缓慢，全身症状较轻。

治法（2分）：清热解毒，行瘀活血。

方剂名称（1.5分）：仙方活命饮加减。

药物组成、剂量及煎服方法（3分）：白芷6g，贝母6g，防风6g，赤芍药6g，当归尾6g，甘草6g，皂角刺6g，穿山甲6g，天花粉6g，乳香6g，没药6g，金银花9g，陈皮9g，牛蒡子6g，野菊花9g。3剂，水煎服。日1剂，早晚分服。

病案(例)摘要 41：

陈某，女，8 个月。2019 年 6 月 20 日初诊。

患儿近 3 个月来反复感冒，时有发热、泄泻，5 天前因发热、咳嗽又用抗生素、地塞米松治疗，渐热退咳减。现症：口腔内白屑散在，周围红晕不著，神疲颧红，手足心热，低热，虚烦不安，口干不渴，舌嫩红，苔少，脉细数，指纹淡紫。

请与残留奶块相鉴别。

答题要求：根据上述摘要，在答题卡上完成书面分析。

【参考答案】

中医疾病诊断（2.5分）：鹅口疮。

中医证型诊断（2.5分）：虚火上浮证。

中医辨病辨证依据（6分）：患儿反复感冒3个月，有使用抗生素、激素史，口腔内白屑散在，辨病为鹅口疮。久病体质虚弱，津液耗伤，阴虚阳亢，水不制火，虚火上浮，熏蒸口舌，故口腔内白屑散在，周围红晕不甚；津不上乘，而津液耗伤不甚，口干不渴；神疲颧红，手足心热，低热，虚烦不安，舌红少苔，脉细数均为虚火上浮之象。综上，辨证为虚火上浮证。

中医病证鉴别（2.5分）：残留奶块外观与鹅口疮相似，但以棉棒蘸温开水轻轻擦拭，即可除去，其下黏膜正常，易于鉴别。

治法（2分）：滋阴降火。

方剂名称（1.5分）：知柏地黄丸加减。

药物组成、剂量及煎服方法（3分）：知母2g，黄柏2g，熟地黄8g，山茱萸4g，山药4g，茯苓3g，牡丹皮3g，泽泻3g。3剂，水煎服。日1剂，早晚分服。

病案(例)摘要 42:

陶某,男,4 岁。2019 年 12 月 9 日初诊。

患儿 1 周前有麻疹接触史。3 天前出现高热,耳后发际处见红色细小疹点。现症:壮热,肤有微汗,烦躁不安,咳嗽,流涕,双眼红赤,羞明流泪,耳后发际处、头面部见稠密暗红色疹点,摸之碍手,压之退色,大便干结,小便短少。查体:T 39.5℃。舌红,苔黄腻,脉数有力。

请与丹痧相鉴别。

答题要求:根据上述摘要,在答题卡上完成书面分析。

【参考答案】

中医疾病诊断（2.5分）：麻疹。

中医证型诊断（2.5分）：邪入肺胃证（出疹期）。

中医辨病辨证依据（6分）：患者1周前有麻疹接触史，高热，耳后发际处见红色细小疹点3天，辨病为麻疹。麻毒热邪在肺卫不解，热毒炽盛，邪蕴肺脾，正邪交争，毒泄肌肤，故壮热，烦躁不安，耳后发际处、头面部见稠密暗红色疹点，摸之碍手，压之退色；邪热迫津外出，故肤有微汗；肺热清肃失职，故咳嗽；热邪袭肺，鼻窍不利，故流涕；肺胃热邪上熏，故双眼红赤，羞明流泪；大便干结，小便短少，舌红，苔黄腻，脉数有力均为热毒炽盛之象。综上，辨证为邪入肺胃证（出疹期）。

中医病证鉴别（2.5分）：丹痧多见于3～15岁儿童，起病急骤，发热数小时到1天内皮肤猩红，伴细小红色丘疹，自颈胸、腋下、腹股沟处开始，2～3天遍布全身。在出疹时可伴见口周苍白圈、皮肤线状疹、草莓舌等典型症状。

治法（2分）：清凉解毒，透疹达邪。

方剂名称（1.5分）：清解透表汤加减。

药物组成、剂量及煎服方法（3分）：西河柳4.5g，蝉衣2g，葛根4g，升麻2.5g，连翘2g，银花2g，紫草根2g，桑叶2g，甘菊2g，牛蒡子4g，板蓝根2g，紫草2g，甘草2.5g。3剂，水煎服。日1剂，早晚分服。

第二站　中医临证

一、中医望、闻、脉诊技术的操作

考查中医望、闻、脉诊技术的具体操作方法。每份试卷 1 题，每题 10 分，共 10 分。

1. 叙述并演示脉诊的操作方法，汇报诊查结果并说明其脉象特征及临床意义。

【参考答案】

①患者体位：患者应取正坐位或仰卧位，前臂自然向前平展，与心脏置于同一水平，手腕伸直，手掌向上，手指微微弯曲，在腕关节下面垫一松软的脉枕。②医生指法：选指：用左手或右手的食指、中指和无名指三个手指指目诊察。诊脉者的手指指端要平齐，手指略呈弓形，与受诊者体表约呈45°为宜。布指：中指定关，先以中指按在掌后高骨内侧动脉处，然后食指按在关前定寸，无名指按在关后定尺。布指的疏密要与患者手臂长短与医生手指粗细相适应。定寸时可选取太渊穴所在位置，定尺时可考虑按寸到关的距离确定关到尺的长度以明确尺的位置。运指：运用指力的轻重、挪移及布指变化以体察脉象，常用的指法有举、按、寻、循、总按和单诊等，注意诊察患者的脉位（浮沉、长短）、脉次（至数与均匀度）、脉形（大小、软硬、紧张度等）、脉势（强弱与流利度）及左右手寸关尺各部表现。③平息：一方面医生保持呼吸调匀，清心宁神，可以自己的呼吸计算病人的脉搏至数；另一方面，平息有利于医生思想集中，可以仔细地辨别脉象。④切脉时间：一般每次诊脉每手应不少于1分钟，两手以3分钟左右为宜。诊脉时应注意每次诊脉的时间至少应在五十动。⑤脉象特征及临床意义应根据实际情况分析。

2. 叙述并演示舌诊的操作方法，汇报诊查结果并说明其舌象特征及临床意义。

【参考答案】

①医者的姿势可略高于病人，保证视野平面略高于病人的舌面，以便俯视舌面。②注意光线必须直接照射于舌面，使舌面明亮，以便于正确进行观察。③先察舌质，再察舌苔。察舌质时先察舌色，再察舌形，次察舌态。察舌苔时，先察苔色，再察苔质，次察舌苔分布。对舌分部观察时，先看舌尖，再看舌中舌边，最后观察舌根部。④望舌时做到迅速敏捷，全面准确，时间不可太长，一般不宜超过30秒。若一次望舌判断不准确，可让病人休息3~5分钟后重新望舌。⑤对病人伸舌时不符合要求的姿势，医生应予以纠正。⑥当舌苔过厚，或者出现与病情不相符合的苔质、苔色，为确定其有根、无根，或是否染苔等，可结合揩舌或刮舌法，也可直接询问患者在望舌前的饮食、服用药物等情况，以便正确判断。⑦望舌过程中还可穿插对舌部味觉、感觉等情况的询问，以便全面掌握舌诊资料。⑧观察舌下络脉：嘱病人尽量张口，舌尖向上腭方向翘起并轻轻抵于上腭，舌体自然放松，勿用力太过，使舌下络脉充分暴露。首先观察舌系带两侧大络脉的颜色、长短、粗细，有无怒张、弯曲等异常改变，然后观察周围细小络脉的颜色和形态有无异常。⑨舌象特征及临床意义应根据实际情况分析。

3. 叙述并演示望小儿食指络脉的操作方法。

【参考答案】

让家长抱小儿于光线明亮处，医生用左手拇指和食指握住小儿食指末端，以右手拇指在小儿食指掌侧前缘从指尖向指根部推擦数次，即从命关向气关、风关直推，络脉愈推愈明显，直至医者可以看清络脉为止，注意用力要适中，以络脉可以显见为宜。病重患儿，络脉十分显著，不推即可观察。观察络脉显现部位的浅深（浮沉）及所在食指的位置，络脉的形状（络脉支数的多少、络脉的粗细等）、色泽（红、紫、青、黑）及淡滞（浅淡、浓滞）。正常小儿食指络脉的表现是：浅红微黄，隐现于风关之内，既不明显浮露，也不超出风关。对小儿异常食指络脉的观察，应注意其沉浮、颜色、长短、形状四个方面的变化。

4. 叙述并演示腹部望诊的操作方法。

【参考答案】

观察腹部是否平坦，注意有无胀大、凹陷及局部膨隆。观察腹式呼吸是否存在或有无异常。观察腹壁有无青筋暴露、怒张及突起等。

5. 叙述并演示虚里按诊的操作方法。

【参考答案】

一般病人采取坐位和仰卧位，医生位于病人右侧，用右手全掌或指腹平抚左乳下第四、五肋间，乳头下稍内侧的心尖搏动处，并调节压力，注意诊察其动气之强弱、至数和聚散等。按诊内容包括有无搏动、搏动部位及范围、搏动强度和节律、频率、聚散等。

6. 叙述并演示尺肤诊的操作方法。

【参考答案】

受检者可采取坐位或仰卧位。诊左尺肤时，医生用右手握住病人上臂近肘处，左手握住病人手掌，同时向桡侧转前臂，使前臂内侧面向上平放，尺肤部充分暴露，医生用指腹或手掌平贴尺肤处并上下滑动来感觉尺肤的寒热、滑涩、缓急（紧张度）。诊右尺肤时，医生操作手法同上，左、右手置换位置，方向相反。

二、针灸常用腧穴定位

考查针灸腧穴体表定位。本类考题与中医临床技术操作结合作答。每份试卷 1 题，每题 10 分，共 10 分。

三、中医临床技术操作

考查针灸、拔罐、推拿等临床技术操作。本类考题与针灸常用腧穴定位结合作答。每份试卷 1 题，每题 10 分，共 10 分。

1. 女性，56 岁。急性腰扭伤 3 小时。拟取腰痛点、委中等穴施治。

答题要求：叙述腰痛点、委中的定位，并在被检者身上取穴；在模型上对委中穴行捻转泻法。

【参考答案】

腰痛点：在手背，第2、3掌骨间及第4、5掌骨间，腕背侧远端横纹与掌指关节的中点处，一手2穴。

委中：在膝后区，腘横纹中点。

捻转泻法：①直刺0.3～0.5寸，行针得气。②捻转角度大，频率快，用力重。结合拇指向后、食指向前（右转）用力为主。③反复捻转。④操作时间长。

2. 男性，28 岁。便秘 3 天。拟取天枢、上巨虚等穴施治。

答题要求：叙述天枢、上巨虚的定位，并在被检者身上取穴；在模型上行指切进针法刺上巨虚穴，并配合循法。

【参考答案】

天枢：在腹部，横平脐中，前正中线旁开2寸。

上巨虚：在小腿外侧，犊鼻下6寸，犊鼻与解溪连线上。

指切进针法、循法：①上巨虚穴皮肤、医生双手常规消毒。②押手拇指或食指指甲切掐固定上巨虚穴处皮肤。③刺手拇、食、中指三指指腹持针。④将针身紧贴押手指甲缘快速刺入1~2寸。⑤用拇指指腹，或第二、三、四指并拢后用三指的指腹，沿足阳明胃经的循行路线或上巨虚穴的上下左右进行循按或拍叩。⑥反复操作数次，以穴周肌肉得以放松或出现针感或循经感传为度。

3. 男性，20 岁。胃脘痛 1 天。拟取中脘、梁丘等穴施治。

答题要求：叙述中脘、梁丘的定位，并在被检者身上取穴；在模型上行隔姜灸中脘穴。

【参考答案】

中脘：在上腹部，脐中上4寸，前正中线上。

梁丘：在股前区，髌底上2寸，股外侧肌与股直肌肌腱之间。

隔姜灸：①切取生姜片，每片直径2～3cm，厚0.2～0.3cm，中间以针刺数孔。②选取仰卧位，充分暴露中脘穴。③将姜片置于中脘穴上，把艾炷置于姜片中心，点燃艾炷尖端，任其自燃。④如患者感觉局部灼痛不可耐受，术者可用镊子将姜片一侧夹住端起，稍待片刻，重新放下再灸。⑤艾炷燃尽，除去艾灰，更换艾炷，依前法再灸。施灸数壮后，姜片焦干萎缩时，应更换新的姜片。⑥一般灸6～9壮，至局部皮肤潮红而不起疱为度。灸毕去除姜片及艾灰。

4. 男性，53 岁。口眼歪斜 3 天。拟取风池、列缺等穴施治。

答题要求：叙述风池、列缺的定位，并在被检者身上取穴；在模型上行提捏进针法刺列缺穴，并配合迎随泻法。

【参考答案】

风池：在颈后区，枕骨之下，胸锁乳突肌上端与斜方肌上端之间的凹陷中。

列缺：在前臂，腕掌侧远端横纹上 1.5 寸，拇短伸肌腱与拇长展肌腱之间，拇长展肌腱沟的凹陷中。

提捏进针法、迎随泻法：①列缺穴皮肤、医生双手常规消毒。②押手拇、食指轻轻提捏列缺穴近旁的皮肉，提捏的力度大小要适当。③刺手拇、食、中指三指指腹持针。④针尖迎着经脉循行来的方向快速向肘部斜刺 0.5～0.8 寸，刺入时应保持针身直而不弯。

5. 女性，37 岁。间断胁肋胀痛 1 年。拟取期门、阳陵泉等穴施治。

答题要求：叙述期门、阳陵泉的定位，并在被检者身上取穴；在模型上行单手进针法刺阳陵泉穴，并配合弹法。

【参考答案】

期门：在胸部，第6肋间隙，前正中线旁开4寸。

阳陵泉：在小腿外侧，腓骨头前下方凹陷中。

单手进针法、弹法：①阳陵泉穴皮肤、医生双手常规消毒。②用拇、食指指腹持针，中指指腹抵住针身下段，使中指指端比针尖略长出或齐平。③对准穴位，中指指端紧抵阳陵泉穴皮肤。④拇、食指向下用力按压刺入，中指随之屈曲，快速将针刺入1~1.5寸。刺入时应保持针身直而不弯。⑤以拇指与食指相交呈环状，食指指甲缘轻抵拇指指腹。⑥将食指指甲面对准针柄或针尾，轻轻弹叩，使针体微微震颤。也可以拇指与其他手指配合进行操作。⑦弹叩数次。

6. 女性，49 岁。晕厥半小时。拟取水沟、中冲等穴施治。

答题要求：叙述水沟、中冲的定位，并在被检者身上取穴；在模型上行三棱针法点刺中冲穴。

【参考答案】

水沟：在面部，人中沟的上 1/3 与中 1/3 交点处。

中冲：在手指，中指末端最高点。

三棱针法：①选取坐位，充分暴露中冲穴。②医者戴消毒手套。③使中冲穴充血。可先在中冲穴及其周围，轻轻地推、揉、挤、捋，使局部充血。④中冲穴皮肤常规消毒。⑤医者用一手固定中冲穴，另一手持针，露出针尖 3～5mm，对准中冲穴快速刺入，迅速出针。一般刺入 2～3mm。⑥轻轻挤压针孔周围，使之适量出血或出黏液。⑦用消毒干棉球按压针孔。可在中冲穴处贴敷创可贴。

7. 女性，26 岁。头痛 3 个月。拟取头维、丰隆等穴施治。

答题要求：叙述头维、丰隆的定位，并在被检者身上取穴；在模型上行提插泻法刺丰隆穴。

【参考答案】

头维：在头部，额角发际直上 0.5 寸，头正中线旁开 4.5 寸。

丰隆：在小腿外侧，外踝尖上 8 寸，胫骨前肌的外缘。

提插泻法：①直刺 1~1.5 寸，行针得气。②先深后浅，轻插重提，提插幅度大，频率快。③反复操作。④操作时间长。

8. 女性，36 岁。月经不调 1 月余。拟取中极、三阴交等穴施治。

答题要求：叙述中极、三阴交的定位，并在被检者身上取穴；在模型上行舒张进针法刺中极穴。

【参考答案】

中极：在下腹部，脐中下 4 寸，前正中线上。

三阴交：在小腿内侧，内踝尖上 3 寸，胫骨内侧缘后际。

舒张进针法：①中极穴皮肤，医生双手常规消毒。②以押手拇、食指或食、中指把中极穴处皮肤向两侧轻轻撑开，使之绷紧，两指间的距离要适当。③刺手拇、食、中指三指指腹持针。④于押手两指间的腧穴处迅速直刺 1～1.5 寸。

9. 女性，42 岁。咽喉肿痛 10 天。拟取大椎、外关等穴施治。

答题要求：叙述大椎、外关的定位，并在被检者身上取穴；在模型上行背部走罐法。

【参考答案】

大椎：在脊柱区，第7颈椎棘突下凹陷中，后正中线上。

外关：在前臂后区，腕背侧远端横纹上2寸，尺骨与桡骨间隙中点。

走罐法：①选取俯卧位，充分暴露背部。②选择大小适宜的玻璃罐。③在背部涂抹适量的润滑剂，如凡士林、水，也可选择红花油等润滑剂。④先用闪火法将罐吸拔在背部皮肤，然后用单手或双手握住罐体，在背部上下、左右往返推移。走罐时，可将罐口的前进侧的边缘稍抬起，另一侧边缘稍着力，以利于罐子的推拉。⑤反复操作，至背部红润、充血甚至瘀血为度。⑥起罐时，一手握罐，另一手用拇指或食指按压罐口周围的皮肤，使之凹陷，空气进入罐内，罐体自然脱下。

10. 男性，38岁。头项强痛2天。拟取后溪、肩井等穴施治。

答题要求：叙述后溪、肩井的定位，并在被检者身上取穴；在模型上行回旋灸肩井穴。

【参考答案】

后溪：在手内侧，第5掌指关节尺侧近端赤白肉际凹陷中。

肩井：在肩胛区，第7颈椎棘突与肩峰最外侧点连线的中点。

回旋灸：①选取坐位，充分暴露肩井穴。②选用纯艾卷，将其一端点燃。③术者手持艾卷的中上部，将艾卷燃烧端对准肩井穴，与肩井穴的皮肤保持相对固定的距离（一般在3cm左右），左右平行移动或反复旋转施灸。动作要匀速。若遇局部知觉减退者，尤其是糖尿病患者，术者应以食指和中指置于施灸部位两侧，通过医者的手指来测知患者局部受热程度，以便随时调节施灸时间和距离，防止烫伤。④灸至皮肤出现红晕，有温热感而无灼痛为度，一般灸5~10分钟。⑤灸毕熄灭艾火。

11. 女性，54 岁。肩痛 1 周。拟取天宗、阳陵泉等穴施治。

答题要求：叙述天宗、阳陵泉的定位，并在被检者身上取穴；在模型上天宗穴处行指按法。

【参考答案】

天宗：在肩胛区，肩胛冈中点与肩胛骨下角连线的上 1/3 与下 2/3 交点凹陷中。

阳陵泉：在小腿外侧，腓骨头前下方凹陷中。

指按法：以拇指罗纹面着力于天宗穴，余四指张开置于相应位置以支撑助力，腕关节屈曲 40°～60°。拇指主动用力，垂直向下按压。当按压力达到所需的力度后，要稍停片刻，然后松劲撤力，再做重复按压，使按压动作既平稳又有节奏性。

12. 男性，49 岁。项强 1 个月，加重 3 天。拟取天柱、养老等穴施治。

答题要求：叙述天柱、养老的定位，并在被检者身上取穴；在模型上天柱穴处行拿法。

【参考答案】

天柱：在颈后区，横平第 2 颈椎棘突上际，斜方肌外缘凹陷中。

养老：在前臂后区，腕背横纹上 1 寸，尺骨头桡侧凹陷中。

拿法：以拇指和其余手指的指面相对用力，捏住天柱穴处肌肤并逐渐收紧、提起，腕关节放松。以拇指同其他手指的对合力进行轻重交替、连续不断地提捏天柱穴处肌肤。

13. 女性，29 岁。头痛 3 天。拟取支沟、丘墟等穴施治。

答题要求：叙述支沟、丘墟的定位，并在被检者身上取穴；在模型上丘墟穴处行指切进针法，并配合飞法。

【参考答案】

支沟：在前臂后区，腕背侧远端横纹上 3 寸，尺骨与桡骨间隙中点。

丘墟：在踝区，外踝的前下方，趾长伸肌腱的外侧凹陷中。

指切进针法、飞法：①丘墟穴皮肤、医生双手常规消毒。②押手拇指或食指指甲切掐固定丘墟穴处皮肤。③刺手拇、食、中指三指指腹持针。④将针身紧贴押手指甲缘快速刺入 0.5～0.8 寸。⑤轻微捻搓针柄数次，然后快速张开两指，一捻一放，如飞鸟展翅之状。⑥反复操作数次。

14. 男性，48 岁。泄泻 2 天。拟取大肠俞、阴陵泉等穴施治。

答题要求：叙述大肠俞、阴陵泉的定位，并在被检者身上取穴；在模型上行温针灸大肠俞穴。

【参考答案】

大肠俞：在脊柱区，第4腰椎棘突下，后正中线旁开1.5寸。

阴陵泉：在小腿内侧，胫骨内侧髁下缘与胫骨内侧缘之间的凹陷中。

温针灸：①准备艾卷或艾绒。截取2cm艾卷一段，将一端中心扎一小孔，深1~1.5cm。也可选用艾绒，艾绒要柔软，易搓捏。②选取俯卧位，充分暴露大肠俞穴。③大肠俞穴常规消毒，直刺0.8~1.2寸，行针得气，将针留在适当的深度。④将艾卷有孔的一端经针尾插套在针柄上，插牢，不可偏歪。或将少许艾绒搓捏在针尾上，要捏紧，不可松散，以免滑落，点燃施灸。⑤待艾卷或艾绒完全燃尽成灰时，将针稍倾斜，把艾灰掸落在容器中，每次可施灸1~3壮。⑥待针柄冷却后出针。

15. 女性，53 岁。肩痛 5 天。拟取肩髃、条口等穴施治。
答题要求：叙述肩髃、条口的定位，并在被检者身上取穴；在模型上行实按灸肩髃穴。

【参考答案】

肩髃：在三角肌区，肩峰外侧缘前端与肱骨大结节两骨间凹陷中。

条口：在小腿外侧，犊鼻下 8 寸，犊鼻与解溪连线上。

实按灸：①将太乙针灸或雷火针灸的艾卷一端点燃。②以棉布 6～7 层裹紧艾火端。③医者手持艾卷，将艾火端对准肩髃穴，趁热按到肩髃穴处，停止 1～2 秒然后抬起，进行灸熨。④艾火熄灭则再点燃再按熨。⑤如此反复，灸至皮肤红晕为度，一般灸熨 7～10 次为度。

16. 女性，21岁。咽喉干痛6天。拟取鱼际、太冲等穴施治。

答题要求：叙述鱼际、太冲的定位，并在被检者身上取穴；在模型上行捻转泻法刺鱼际穴。

【参考答案】

鱼际：在手外侧，第 1 掌骨桡侧中点赤白肉际处。

太冲：在足背，第 1、2 跖骨间，跖骨底结合部前方凹陷中，或触及动脉搏动。

捻转泻法：①直刺 0.5～0.8 寸，行针得气。②捻转角度大，频率快，用力重。结合拇指向后、食指向前（右转）用力为主。③反复捻转。④操作时间长。

17. 男性，39 岁。遗精 3 个月。拟取气海、膏肓等穴施治。

答题要求：叙述气海、膏肓的定位，并在被检者身上取穴；在模型上行无瘢痕灸膏肓穴。

【参考答案】

气海：在下腹部，脐中下 1.5 寸，前正中线上。

膏肓：在脊柱区，第 4 胸椎棘突下，后正中线旁开 3 寸。

无瘢痕灸：①宜采取俯卧位，充分暴露膏肓穴。②用棉签蘸少许大蒜汁或医用凡士林或涂清水于膏肓穴区皮肤，用以黏附艾炷。③将艾炷平置于膏肓穴上，用线香点燃艾炷顶部，待其自燃。要求每个艾炷不可燃尽，当艾炷燃剩 1/3，患者感觉局部有灼痛时，即可易炷再灸。④灸满规定壮数为止。一般应灸至腧穴局部皮肤呈现红晕而不起疱为度。

围绕主诉，采集现病史及相关病史。每份试卷 1 题，每题 10 分，共 10 分。

1. 患者，女，40 岁。腹部胀大如鼓 4 周。

【参考答案】

（1）现病史

1）主诉及相关的鉴别诊断

①发病的病因和诱因。

②根据主诉提问（程度、持续时间、加重与缓解因素，以前有无类似发作）。

③伴随症状询问（根据本系统相关病史询问如尿少、乏力、黄疸、血痣、蟹爪纹等）。

④发病以来饮食、睡眠、二便、体重有无变化。

2）诊疗经过

①是否做过诊治，做过哪些检查，如血常规、尿常规、腹水检查、X线检查等。

②治疗和用药情况，如用过药物治疗，是哪一种，效果如何。

（2）相关病史

1）药物、食物过敏史。

2）与该病有关的其他病史，既往类似发作，有无黄疸、胁痛、癥积等病史，有无高血压、糖尿病、心脏病等，手术外伤史、婚育史、月经史等。

2. 患者，女，30岁。产后3天，寒战高热2小时。

【参考答案】

（1）现病史

1）主诉及相关的鉴别诊断

①发病的病因和诱因。

②根据主诉询问（性质、程度、持续时间、加重与缓解因素，以前有无类似发作）。

③伴随症状询问（根据本系统相关病史询问如头痛、恶心、呕吐、恶寒等）。

④发病以来饮食、睡眠、二便、体重有无变化。

2）诊疗经过

①是否做过诊治，做过哪些检查，如 B 型超声、CT 等。

②治疗和用药情况，如是否应用过抗生素治疗，如用过，是哪一种，效果如何。

（2）相关病史

1）药物、食物过敏史。

2）与该病有关的其他病史，既往类似发作，手术外伤史，有无糖尿病、结核病、妇科病或服用免疫抑制剂病史，有无烟酒嗜好，有无肿瘤病家族史，月经史、婚育史及不洁性交史。

3. 患者，男，50 岁。喘促短气，呼吸困难 1 个月。

【参考答案】

（1）现病史

1）主诉及相关的鉴别诊断

①发病的病因和诱因。

②根据主诉询问（性质、程度、持续时间、加重与缓解因素，以前有无类似发作）。

③伴随症状询问（根据本系统相关病史询问如胸部胀闷、咳痰、头痛、恶寒、发热等）。

④发病以来饮食、睡眠、二便、体重有无变化。

2）诊疗经过

①是否做过诊治，做过哪些检查，如肺功能、胸部X线、胸部CT等。

②治疗和用药情况，如用过药物治疗，是哪一种，效果如何。

（2）相关病史

1）药物、食物过敏史。

2）与该病有关的其他病史，既往类似发作，手术外伤史，有无糖尿病、结核病或服用免疫抑制剂病史，有无烟酒嗜好，有无肿瘤病家族史，婚育史及不洁性交史。

4. 患者，男，48 岁。心悸，胸闷伴下肢浮肿 1 月余。

【参考答案】

（1）现病史

1）主诉及相关的鉴别诊断

①发病的病因和诱因。

②根据主诉询问（性质、程度、持续时间、加重与缓解因素，以前有无类似发作）。

③伴随症状询问（根据本系统相关病史询问如恶心、呕吐、心烦、喘促、头晕等）。

④发病以来饮食、睡眠、二便、体重有无变化。

2）诊疗经过

①是否做过诊治，做过哪些检查，如血、尿、粪常规，胸部 X 线，超声心动图等。

②治疗和用药情况，如用过药物治疗，是哪一种，效果如何。

（2）相关病史

1）药物、食物过敏史。

2）与该病有关的其他病史，既往类似发作，手术外伤史，有无糖尿病、结核病或服用免疫抑制剂病史，有无烟酒嗜好，有无肿瘤病家族史，婚育史及不洁性交史。

5. 患者，女，30 岁。胸痛 1 周。

【参考答案】

（1）现病史

1）主诉及相关的鉴别诊断

①发病的病因和诱因。

②根据主诉询问（疼痛性质如闷痛、钝痛等，疼痛程度，加重及缓解因素，以前有无类似发作）。

③伴随症状询问（根据本系统相关病史询问如发热、咳嗽、咳痰、恶心、呕吐、心悸等）。

④发病以来饮食、睡眠、二便、体重有无变化。

2）诊疗经过

①是否做过诊治，做过哪些检查，如血、尿、粪常规，胸部X线，心电图等。

②治疗和用药情况，如用过药物治疗，是哪一种，效果如何。

（2）相关病史

1）药物、食物过敏史。

2）与该病有关的其他病史，既往类似发作，手术外伤史，有无高血压、糖尿病、结核病、妇科病或服用免疫抑制剂病史，有无烟酒嗜好，有无肿瘤病家族史，月经史、婚育史及不洁性交史。

6. 患者，女，40 岁。骨蒸潮热 3 天。

【参考答案】

（1）现病史

1）主诉及相关的鉴别诊断

①发病的病因和诱因。

②根据主诉询问（性质、程度、加重及缓解因素，以前有无类似发作）。

③伴随症状询问（根据本系统相关病史询问如头晕、神疲、自汗、盗汗等）。

④发病以来饮食、睡眠、二便、体重有无变化。

2）诊疗经过

①是否做过诊治，做过哪些检查，如血、尿、粪常规，X线，CT等。

②治疗和用药情况，如用过药物治疗，是哪一种，效果如何。

（2）相关病史

1）药物、食物过敏史。

2）与该病有关的其他病史，既往类似发作，手术外伤史，有无高血压、糖尿病、结核病、妇科病或服用免疫抑制剂病史，有无烟酒嗜好，有无肿瘤病家族史，月经史、婚育史及不洁性交史。

7. 患者，女，25 岁。经行腹痛 7 年。

【参考答案】

（1）现病史

1）根据主诉及相关的鉴别诊断。

①发病的病因和诱因（情志因素、感受外邪、子宫内膜异位症、子宫腺肌病、盆腔炎等）。

②根据主诉询问（疼痛时间、性质、部位、程度，月经期、量、色、质，加重及缓解因素）。

③伴随症状询问（根据本系统相关病史询问，如下腹坠胀、腰酸、乏力等）。

④发病以来饮食、睡眠、二便、体重有无变化。

2）诊疗经过

①是否做过诊治，做过哪些检查，如妇科检查、盆腔B超检查等。

②治疗和用药情况，如是否应用过止痛药治疗，如用过，是哪一种，效果如何。

（2）相关病史

1）药物、食物过敏史。

2）与该病有关的其他病史，既往类似发作，手术外伤史，放置宫内节育器，有无妇科病、高血压、心脏病、结核病或服用免疫抑制剂病史，有无烟酒嗜好，月经史、婚育史及不洁性交史。

8. 患者，女，20 岁。转移性右下腹疼痛 12 小时。

【参考答案】

（1）现病史

1）主诉及相关的鉴别诊断

①发病的病因和诱因。

②根据主诉询问（性质、程度、加重及缓解因素，以前有无类似发作）。

③伴随症状询问（根据本系统相关病史询问如发热、恶心、纳减、腹泻等）。

④发病以来饮食、睡眠、二便、体重有无变化。

2）诊疗经过

①是否做过诊治，做过哪些检查，如血常规、腹腔穿刺检查、CT 等。

②治疗和用药情况，如用过药物治疗，是哪一种，效果如何。

（2）相关病史

1）药物、食物过敏史。

2）与该病有关的其他病史，既往类似发作，手术外伤史，有无高血压、心脏病、妇科病、结核病或服用免疫抑制剂病史，有无烟酒嗜好，月经史、婚育史及不洁性交史。

9. 患者，男，34 岁。排便时肛门肿物脱出 2 天。

【参考答案】

（1）现病史

1）主诉及相关的鉴别诊断

①发病的病因和诱因。

②根据主诉询问（性质、程度、加重及缓解因素，以前有无类似发作）。

③伴随症状询问（根据本系统相关病史询问如肛周瘙痒、肛门灼热、便血等）。

④发病以来饮食、睡眠、二便、体重有无变化。

2）诊疗经过

①是否做过诊治，做过哪些检查，如血、尿、粪常规，肛门指检、镜检等。

②治疗和用药情况，如用过药物治疗，是哪一种，效果如何。

（2）相关病史

1）药物、食物过敏史。

2）与该病有关的其他病史，既往类似发作，手术外伤史，有无高血压、心脏病、结核病或服用免疫抑制剂病史，有无烟酒嗜好，不洁性交史。

一、疾病的辨证施治

考查疾病的诊断依据、病证鉴别、辨证要点、治疗原则、证治分类，或中医四诊等相关内容。本类考题与本部分第二、三、四考题 4 选 1 抽题作答，每份试卷 1 题，每题 5 分，共 5 分。

1. 患者，男，55 岁。起病缓慢，逐渐出现肢体痿软无力，继而出现步履全废，肌肉逐渐萎缩，口干咽燥，舌质红少苔，脉细数。本病诊断何病？与"偏枯"如何鉴别？《内经》对本病治疗的重要观点是什么？

【参考答案】

疾病诊断：痿证。

病证鉴别：偏枯亦称半身不遂，是中风症状，病见一侧上下肢偏废不用，常伴有语言謇涩、口眼歪斜，久则患肢肌肉枯瘦，其瘫痪是由于中风而致，二者临床不难鉴别。

《内经》对本病治疗的重要观点："治痿者独取阳明。"

2. 患者，女，26 岁。感冒 2 天，自行服用药物后未愈。现症：颜面浮肿，恶寒，发热，肢节酸楚，小便不利，咽喉红肿疼痛，舌质红，脉浮滑数。请根据症状做出疾病、证型诊断，并拟出治法、方药。

【参考答案】

疾病诊断：水肿。

证型诊断：风水相搏证。

治法：疏风清热，宣肺行水。

方药：越婢加术汤加减。

3. 患儿，男，3 岁。恶寒发热，鼻塞，流清涕，咳嗽气促，痰稀色白，舌淡红，苔薄白，脉浮紧，食指络脉浮红。请根据脏腑辨证判断其证型，并回答淡红舌、食指络脉浮红的临床意义。

【参考答案】

证型：风寒犯肺证。

淡红舌：见于正常人，或病之轻者。

食指络脉浮红：病在表，多见于外感表证。

4. 叙述促、结、代脉的脉象特征及临床意义。

【参考答案】

促脉：数而时一止，止无定数。主阳热亢盛，瘀滞、痰食停积，脏气衰败。

结脉：迟而时一止，止无定数。主阴盛气结，寒凝瘀血，气血虚衰。

代脉：迟而中止，止有定数。主脏气衰微，疼痛、惊恐、跌仆损伤。

二、针灸常用腧穴主治病证

考查针灸常用腧穴的主治病证。本类考题与本部分第一、三、四考题 4 选 1 抽题作答，每份试卷 1 题，每题 5 分，共 5 分。

1. 回答复溜、蠡沟的主治病证。

【参考答案】

复溜：①腹胀，泄泻，癃闭，水肿。②盗汗、汗出不止或热病无汗等津液输布失调病证。③下肢痿痹，腰脊强痛。

蠡沟：①睾丸肿痛、阳强等男科病证。②月经不调、带下等妇科病证。③外阴瘙痒、小便不利、遗尿等前阴病证。④足胫疼痛。

2. 回答曲池、大椎的主治病证。

【参考答案】

曲池：①咽喉肿痛、齿痛、目赤肿痛等五官热性病证。②热病。③手臂痹痛、上肢不遂等上肢病证。④瘾疹、湿疹、风疹等皮肤科疾患。⑤腹痛、吐泻、痢疾等肠腑病证。⑥头痛、眩晕。⑦癫狂等神志病。

大椎：①疟疾、恶寒发热等外感病证。②热病，骨蒸潮热。③咳嗽、气喘等肺气失于宣降证。④癫狂痫、小儿惊风等神志病证。⑤风疹、痤疮等皮肤疾病。⑥项强，脊痛。

3. 回答孔最、足三里的主治病证。

【参考答案】

孔最：①咯血、鼻衄、咳嗽、气喘、咽喉肿痛等肺系病证。②肘臂挛痛。③痔疮出血。

足三里：①胃痛、呕吐、肠痈、腹胀、腹泻、痢疾、便秘等脾胃肠病证。②膝痛、下肢痿痹、中风瘫痪等下肢病证。③不寐、癫狂等神志病证。④乳痈。⑤气喘，痰多。⑥虚劳诸证，为强壮保健要穴。

4. 回答阳陵泉、神门的主治病证。

【参考答案】

阳陵泉：①黄疸、胁痛、口苦、呕吐等胆腑病证。②膝髌肿痛、下肢痿痹、肩痛等筋病。③小儿惊风。

神门：①心痛、心烦、惊悸、怔忡等心疾。②健忘、不寐、痴呆、癫狂痫等神志病证。③胸胁痛。

5. 回答内关、听宫的主治病证。

【参考答案】

内关：①心痛、胸闷、心悸等心胸病证。②胃痛、呕吐、呃逆等胃腑病证。③中风，眩晕，偏头痛。④不寐、郁证、癫狂痫等神志病证。⑤胁痛、胁下痞块、肘臂挛痛。

听宫：①耳鸣、耳聋、聤耳等耳部病证。②面痛、齿痛等面口病证。③癫狂痫等神志病证。

三、针灸异常情况处理

考查针灸异常情况的处理步骤和注意事项。本类考题与本部分第一、二、四考题 4 选 1 抽题作答,每份试卷 1 题,每题 5 分,共 5 分。

1. 试述拔罐治疗后出现水疱的处理方式。

【参考答案】

①局部出现小水疱，只要注意不擦破，可任其自然吸收。②如水疱较大，对局部皮肤严格消毒后，可用消毒的三棱针或粗毫针刺破水疱，放出水液，或用无菌的一次性注射器针抽出水液，再涂以烫伤油等，并以纱布包敷，每日更换药膏1次，直至结痂。注意不要擦破疱皮。

2. 试述针刺治疗时发生晕针的处理方式。

【参考答案】

①立即停针、起针。②平卧、宽衣、保暖。③症状轻者静卧休息，给予温开水或糖水，即可恢复。④在上述处理的基础上，可针刺人中、素髎、内关、涌泉、足三里等穴，或温灸百会、气海、关元等。尤其是艾灸百会，对晕针有较好的疗效，可用艾条于百会穴上悬灸，至知觉恢复，症状消退。⑤经以上处理，仍不省人事，呼吸细微，脉细弱者，要及时配合现代急救处理措施，如人工呼吸等。轻者，经前三个步骤处理即可渐渐恢复；重者，应及时进行后两个步骤。

3. 试述针刺治疗时出现弯针的处理方式。

【参考答案】

（1）出现弯针后，不得再行提插、捻转等手法。

（2）根据弯针程度、原因采取不同的处理方法：①若针柄轻微弯曲者，应慢慢将针起出。②若弯曲角度过大，应轻微摇动针体，并顺着针柄倾斜的方向将针退出。③若针体发生多个弯曲，应根据针柄的倾斜方向分段慢慢向外退出，切勿猛力外拔，以防造成断针。④若因患者体位改变所致者，应嘱患者慢慢恢复到原来体位，局部肌肉放松后再将针缓慢起出。

4. 试述针刺治疗时发生断针的处理方式。

【参考答案】

（1）嘱患者不要惊慌乱动，令其保持原有体位，以免针体向肌肉深层陷入。

（2）根据针体残端的位置采用不同的方法将针取出：①若针体残端尚有部分露在体外，可用手或镊子取出。②若残端与皮肤面相平或稍低，尚可见到残端时，可用手向下挤压针孔两旁皮肤，使残端露出体外，再用镊子取出。③若断针残端全部没入皮内，但距离皮下不远，而且断针下还有强硬的组织（如骨骼）时，可由针旁外面向下轻压皮肤，利用该组织将针顶出。④若断针下面为软组织，可将该部肌肉捏住，将断针残端向上托出。⑤断针完全陷没在皮肤之下，无法取出者，应在X线下定位，手术取出。⑥如果断针在重要脏器附近，或患者有不适感觉及功能障碍时，应立即采取外科手术方法处理。

5. 试述针刺导致创伤性气胸的处理方式。

【参考答案】

①立即出针，并让患者采取半卧位休息，切勿翻转体位。②安慰患者以消除其紧张恐惧心理。③必要时请相关科室会诊。④根据不同的病情程度采用不同的处理方法：漏气量少者，可自行吸收。要密切观察病情，随时对症处理，酌情给予吸氧、镇咳、抗感染等治疗；病情严重者，应及时组织抢救，可采用胸腔闭式引流排气等救治。

四、常见急性病症的针灸治疗

考查针灸治疗常见急性病症的治法、主穴、配穴等内容。本类考题与本部分第一、二、三考题 4 选 1 抽题作答，每份试卷 1 题，每题 5 分，共 5 分。

1. 叙述针灸治疗胃痛的主穴，饮食停滞的配穴。

【参考答案】

主穴：中脘、足三里、内关。

配穴：饮食停滞配天枢、梁门。

2. 叙述针灸治疗泄泻的主穴，寒湿内盛的配穴。

【参考答案】

主穴：天枢、上巨虚、阴陵泉、水分。

配穴：寒湿内盛配神阙。

3. 叙述针灸治疗牙痛的主穴、风火牙痛的配穴。

【参考答案】

主穴：合谷、颊车、下关。

配穴：风火牙痛配外关、风池。

4. 叙述针灸治疗高热的主穴、风热表证的配穴。

【参考答案】

主穴：大椎、曲池、合谷、十二井穴或十宣穴。

配穴：风热表证配鱼际、尺泽。

5. 叙述针灸治疗偏头痛的治法、主穴。

【参考答案】

治法：疏泄肝胆，通经止痛。取手足少阳、足厥阴经穴以及局部穴为主。

主穴：率谷、阿是穴、风池、外关、足临泣、太冲。

6. 叙述针灸治疗晕厥的主穴、实证的配穴。

【参考答案】

主穴：水沟、百会、内关、涌泉。

配穴：实证配合谷、太冲。

第三站 西医临床

考查西医体格检查的具体操作方法。每份试卷 1 题，每题 10 分，共 10 分。

1. 演示双手触诊肝脏的检查方法。

【参考答案】

检查时被检者取仰卧位，双腿稍屈曲，使腹壁松弛，医师位于被检者右侧，用左手掌托住被检者右后腰，左手拇指张开置于右肋缘，将右手掌平放于被检者右侧腹壁上，腕关节自然伸直，四指并拢，掌指关节伸直，以食指前端的桡侧或食指与中指指端对着肋缘，自髂前上棘连线水平，分别沿右锁骨中线、前正中线自下而上触诊。被检者吸气时，右手随腹壁隆起抬高，但上抬速度要慢于腹壁的隆起，并向季肋缘方向触探肝缘。呼气时，腹壁松弛并下陷，触诊手应及时向腹深部按压，如肝脏肿大，则可触及肝下缘从手指端滑过。若未触及，则反复进行，直至触及肝脏或肋缘。

2. 演示鼻窦的检查方法。

【参考答案】

检查额窦压痛时，一手固定被检者枕部，另一手拇指或食指置于眼眶上缘内侧，用力向后上方按压，两侧分别进行；或双手固定于被检者双侧耳后，双手拇指分别置于两侧眼眶上缘内侧，向后上方按压。检查上颌窦压痛时，双手拇指置于被检者颧部，其余手指分别置于被检者的两侧耳后，固定其头部，双拇指向后方按压。检查筛窦压痛时，双手扶住被检者两侧耳后，双拇指分别置于鼻根部与眼内眦之间，向后方按压。蝶窦因位置较深，不能在体表进行检查。

3. 演示布鲁津斯基征、拉塞格征的检查方法。

【参考答案】

（1）布鲁津斯基征：被检者仰卧，双下肢伸直，检查者左手托其枕部，右手置于胸前，使颈部前屈，如出现两膝关节和髋关节同时屈曲为阳性。

（2）拉塞格征：被检者取仰卧位，两下肢伸直，检查者一手压在被检者一侧膝关节上，使下肢保持伸直，另一手托其足跟将下肢抬起，正常可抬高 70°以上。如下肢抬高不到 30° 即出现由上而下的放射性疼痛为阳性。

4. 演示心脏听诊的检查方法。

【参考答案】

（1）心脏瓣膜听诊区：①二尖瓣区：位于心尖搏动最强处，又称心尖区。②主动脉瓣区：主动脉瓣区位于胸骨右缘第2肋间，主动脉瓣狭窄时的收缩期杂音在此区最响。主动脉瓣第二听诊区位于胸骨左缘第3、4肋间，主动脉瓣关闭不全时的舒张期杂音在此区最响。③肺动脉瓣区：位于胸骨左缘第2肋间。④三尖瓣区：位于胸骨下端左缘，即胸骨左缘第4、5肋间处。

（2）听诊方法：被检者多取坐位或仰卧位。听诊顺序通常从心尖区开始，逆时针方向依次进行，即：二尖瓣区→肺动脉瓣区→主动脉瓣区→主动脉瓣第二听诊区→三尖瓣区。

（3）听诊内容：心率、心律、心音、额外心音、心脏杂音、心包摩擦音。

5. 演示振水音的检查方法。

【参考答案】

被检者取仰卧位，检查者用耳凑近被检者上腹部或将听诊器体件放于此处，然后用稍弯曲的手指以冲击触诊法连续迅速冲击其上腹部，如听到胃内液体与气体相撞击的声音，称为振水音。也可用双手左右摇晃患者上腹部以闻及振水音。正常人餐后或饮入多量液体时，上腹部可出现振水音，但若在空腹或餐后 6～8 小时以上仍有此音，则提示胃内有液体潴留，见于胃扩张、幽门梗阻及胃液分泌过多等。

6. 演示脾脏触诊的检查方法。

【参考答案】

脾脏明显肿大而位置较表浅时，用单手浅部触诊即可触及。如肿大的脾脏位置较深，则用双手触诊法进行检查。被检者取仰卧位，双腿稍屈曲，检查者左手绕过被检者腹部前方，手掌置于其左腰部第 7～10 肋处，将脾从后向前托起。右手掌平放于上腹部，与肋弓成垂直方向，以稍弯曲的手指末端轻压向腹部深处，随被检者腹式呼吸运动，由下向上逐渐移近左肋弓，直到触及脾缘或左肋缘。脾脏轻度肿大而仰卧位不易触及时，可嘱被检者改为右侧卧位，右下肢伸直，左下肢屈髋、屈膝，用双手触诊较易触及。触及脾脏后应注意其大小、质地、表面形态、有无压痛及摩擦感等。

7. 演示腹部压痛及反跳痛的检查方法。

【参考答案】

正常人腹部无压痛及反跳痛。触诊时，由浅入深进行按压，如发生疼痛，称为压痛。检查到压痛后，手指稍停片刻，使压痛感趋于稳定，然后将手突然抬起，此时如患者感觉腹痛骤然加剧，并有痛苦表情，称为反跳痛。

8. 演示汞柱式血压计测量血压的方法。

【参考答案】

被检查者安静休息至少 5 分钟，采取坐位或仰卧位，裸露右上臂，伸直并外展 45°，肘部置于与右心房同一水平（坐位平第 4 肋软骨，仰卧位平腋中线）。让被检者脱下该侧衣袖，露出手臂，将袖带平展地缚于上臂，袖带下缘距肘窝横纹 2~3cm，松紧适宜。检查者先于肘窝处触知肱动脉搏动，一手将听诊器体件置于肱动脉上，轻压听诊器体件，另一手执橡皮球，旋紧气囊旋钮向袖带内边充气边听诊，待动脉音消失，再将汞柱升高 20~30mmHg，开始缓慢（2~6mmHg/s）放气，听到第一个声音时所示的压力值是收缩压；继续放气，声音消失时血压计上所示的压力值是舒张压（个别声音不消失者，可采用变音值作为舒张压并加以注明）。测压时双眼平视汞柱表面，根据听诊结果读出血压值。间隔 1~2 分钟重复测量，取两次读数的平均值。测量完毕后将袖带解下、排气，平整地放入血压计盒内，将血压计汞柱向右侧倾斜 45°，使管中水银完全进入水银槽后，关闭汞柱开关和血压计。

9. 演示甲状腺侧叶前面触诊的方法。

【参考答案】

一手拇指施压于一侧甲状软骨，将气管推向对侧，另一手食、中指在对侧胸锁乳突肌后缘向前推挤甲状腺侧叶，拇指在胸锁乳突肌前缘触诊，配合吞咽动作，重复检查。用同样方法检查另一侧甲状腺。

10. 演示双上肢肌力、肌张力的检查方法。

【参考答案】

（1）肌力检查：①检查方法：医师嘱被检查者做上肢伸、屈、内收、外展、旋前、旋后等动作，并从相反方向给予阻力，测试被检查者对阻力的克服力量，要注意两侧对比检查。②肌力评定：肌力评定采用0～5级的六级分级法。0级：完全瘫痪，无肌肉收缩。1级：仅有肌肉收缩，但无肢体活动。2级：肢体在床面上能水平移动，但不能抬离床面。3级：肢体能抬离床面，但不能抗阻力。4级：能做抗阻力动作，但较正常偏弱。5级：正常肌力。

（2）肌张力检查：医师嘱被检查者肌肉放松，而后持其上肢以不同的速度、幅度进行各个关节的被动运动，根据肢体的阻力判断肌张力（可触摸肌肉，根据肌肉硬度判断），要两侧对比。肌张力增高可表现为：①痉挛状态，被动伸屈其肢体时，起始阻力大，终末突然阻力减弱，也称折刀现象，见于锥体束损害；②铅管样强直，伸肌和屈肌的肌张力均增高，做被动运动时各个方向的阻力增加均匀一致，见于锥体外系损害。肌张力降低表现为肌肉松软，伸屈其肢体时阻力小，关节运动范围扩大，见于周围神经炎脊髓前角灰质炎、小脑病变等。

11. 演示墨菲征的检查方法。

【参考答案】

正常胆囊不能触及。急性胆囊炎，胆囊肿大未到肋缘以下，医师将左手掌平放于患者右胸下部，以左手拇指指腹用适度压力钩压按右肋缘下腹直肌外缘处，然后嘱患者缓慢深吸气。此时发炎的胆囊下移时碰到用力按压的拇指引起疼痛，患者因疼痛而突然屏气，这一现象称为墨菲征阳性，又称胆囊触痛征。

第二部分　西医操作

考查无菌操作、心肺复苏术等常用西医基本操作技能。每份试卷 1 题，每题 10 分，共 10 分。

1. 演示在感染区穿非一次性隔离衣的操作方法。

【参考答案】

（1）操作前准备：戴好帽子、口罩；确定穿隔离衣的区域，防止隔离衣正面（污染面）碰触其他物品；用眼睛查看隔离衣的大小是否合适（一次性隔离衣选择合适的号码）。

（2）操作步骤与方法：①戴好帽子及口罩，取下手表，卷袖过肘，洗手。②手持衣领取下隔离衣，清洁面（内侧面）朝向自己；将衣领两端向外平齐对折并对齐肩缝，露出两侧袖子内口。③右手抓住衣领，将左手伸入衣袖内；右手将衣领向上拉，使左手伸出袖口。④换左手抓住衣领，将右手伸入衣袖内；左手将衣领向上拉，使右手伸出袖口。⑤两手持衣领，由领子前正中顺着边缘向后将领子整理好并扣好领扣，然后分别扎好袖口或系好袖口扣子（此时手已污染）。⑥松开收起腰带的活结，将隔离衣一边约在腰下5cm处渐向前拉，直到见边缘后捏住；同法捏住另一侧边缘的相同部位，注意手勿碰触到隔离衣的内面。然后双手在背后将边缘对齐，向侧折叠，将后背完全包裹。一手按住折叠处，另一手将腰带拉至背后压住折叠处，将腰带在背后交叉，绕回到前面系好。

2. 演示心肺复苏术胸外按压的操作方法。

【参考答案】

①按压部位：胸骨中下 1/3 处（少年儿童及成年男性可直接取两侧乳头连线的中点）。②按压方法：左手掌根部放置在按压点上紧贴患者的胸部皮肤，手指翘起脱离患者胸部皮肤。将右手掌跟重叠在左手掌根背部，手指紧扣向左手的掌心部，上半身稍向前倾，双侧肘关节伸直，双肩连线位于患者的正上方，保持前臂与患者胸骨垂直，用上半身的力量垂直向下用力按压，然后放松使胸廓充分弹起。放松时掌根不脱离患者胸部皮肤，按压与放松的时间比为 1∶1。③按压要求：成人按压时使胸骨下陷 5～6cm，按压频率为 100～120 次/分。连续按压 30 次后给予 2 次人工呼吸。有多位施救者分工实施心肺复苏术时，每 2 分钟或 5 个周期后，可互换角色，保证按压质量。

3. 演示弹性止血带止血法的操作方法。

【参考答案】

（1）操作前准备：判断出血的性质（动脉性、静脉性、毛细血管性出血）；根据出血的性质及部位选用止血物品；应用止血带前应检查弹性及抗拉伸性。

（2）操作步骤与方法：扎止血带之前先抬高患肢以增加静脉回心血量。将三角巾、毛巾或软布等织物包裹在扎止血带部位的皮肤上，扎止血带时左手掌心向上，手背贴紧肢体，止血带一端用虎口夹住，留出长约10cm的一段，右手拉较长的一端，适当拉紧拉长，绕肢体2～3圈，然后用左手的食指和中指夹住止血带末端用力拉下，使之压在缠绕在肢体上的止血带的下面。精确记录扎止血带的时间并标记在垫布上。

4. 演示外科洗手的操作方法。

【参考答案】

（1）操作前准备：着装符合要求（戴好口罩、帽子）；双手及手臂无破损，取下饰品；修剪指甲；查看洗手清洁剂能否正常使用。

（2）操作步骤与方法：①用流动水冲洗双手、前臂和上臂下 1/3。②取适量抗菌洗手液（约 3mL）涂满双手、前臂、上臂至肘关节以上 10cm 处，按七步洗手法清洗双手、前臂至肘关节以上 10cm 处。七步洗手法：手掌相对→手掌对手背→双手十指交叉→双手互握→揉搓拇指→指尖→手腕、前臂至肘关节以上 10cm 处。两侧在同一水平交替上升，不得回搓。③用流动水冲洗清洗剂，水从指尖到双手、前臂、上臂，使水从肘下流走，沿一个方向冲洗，不可让水倒流，彻底冲洗干净。④再取适量抗菌洗手液（约 3mL）揉搓双手，按照七步洗手法第二次清洗双手及前臂至肘关节以上 10cm。⑤用流动水冲洗清洗剂，水从指尖到双手、前臂、上臂，使水从肘下流走，沿一个方向冲洗，不可让水倒流，彻底冲洗干净。⑥抓取无菌小毛巾中心部位，先擦干双手，然后将无菌小毛巾对折呈三角形，底边置于腕部，直角部位向指端，以另一手拉住两侧对角，边转动边顺势向上移动至肘关节以上 10cm 处，擦干经过部位水迹，不得回擦；翻转毛巾，用毛巾的另一面以相同方法擦干另一手臂。操作完毕将擦手巾弃于指定容器内。⑦保持手指朝上，将双手悬空举在胸前，自然晾干手及手臂。

5. 演示口对口人工呼吸的操作方法。

【参考答案】

在患者口部覆盖无菌纱布或一次性屏障消毒面膜（施救者戴着一次性口罩时不需要覆盖无菌纱布，可直接吹气），施救者用左手拇指和食指堵住患者鼻孔，右手固定患者下颏，打开患者口腔，施救者张大口将患者口唇严密包裹住，稍缓慢吹气，吹气时用眼睛的余光观察患者胸廓是否隆起。每次吹气时间不少于 1 秒，吹气量 500～600mL，以胸廓明显起伏为有效。吹气完毕，松开患者鼻孔，使患者的胸廓自然回缩将气体排出，随后立即给予第 2 次吹气。吹气 2 次后立即实施下一周期的心脏按压，交替进行。心脏按压与吹气的比例为30：2。

6. 演示颈部伤口换药的操作方法。

【参考答案】

（1）操作前准备：清洗双手，戴好帽子、口罩；核对患者信息等；告知操作目的，取得配合；准备换药物品；特殊伤口可事先查验伤口。

（2）操作步骤与方法：①患者取仰卧位，伤口暴露充分，采光良好。②将一次性换药包打开，并将其他换药物品合理地放置在医用推车上，再一次查验物品是否齐全、能用且够用。③操作开始，先用手取下外层敷料（勿用镊子），再用1把镊子取下内层敷料。揭除内层敷料应轻巧，一般应沿伤口长轴方向揭除；若内层敷料粘连在创面上，则不可硬揭，可用生理盐水棉球浸湿后稍等片刻再揭去，以免伤及创面引起出血。④双手执镊，右手镊接触伤口，左手镊子保持无菌，从换药碗中夹取无菌物品传递给右手镊子，两镊不可碰触。⑤如为无感染伤口，用0.75%吡咯烷铜碘（碘伏）或2.5%碘酊消毒，由伤口中心向外侧消毒伤口及周围皮肤，涂擦时沿切口方向单向涂擦，范围半径距切口3～5cm，连续擦拭2～3遍。如用2.5%碘酊消毒，待碘酊干后再用70%酒精涂擦2～3遍脱碘。⑥如为感染伤口，擦拭消毒时应从外周向感染伤口部位处。⑦伤口分泌物较多且创面较深时，先用干棉球及生理盐水棉球清除分泌物，然后按感染伤口方法消毒。⑧消毒完毕，一般创面用消毒凡士林纱布覆盖，污染伤口或易出血伤口根据需要放置引流纱条。⑨用无菌纱布覆盖伤口，覆盖范围应超过伤口边缘3cm以上，一般8～10层纱布，医用胶带固定，贴胶带的方向应与肢体或躯干长轴垂直。

7. 演示阑尾炎手术皮肤消毒的操作方法。

【参考答案】

（1）操作前准备：做好手术前皮肤准备，手术野皮肤暴露范围上自乳头连线水平以上，下至大腿中段，两侧至腋后线；基础着装符合要求；戴好帽子、口罩；完成外科手消毒；核对患者信息等；准备消毒器具及消毒剂。

（2）操作步骤与方法：①先滴少许消毒剂于脐孔，皮肤消毒时绕过脐孔。将无菌纱布或消毒大棉球用消毒剂彻底浸透，用卵圆钳夹住消毒纱布或大棉球，由麦氏点切口中心向四周稍用力涂擦，涂擦某一部位时方向保持一致，严禁做往返涂擦动作。消毒范围应包括麦氏点切口周围半径 15cm 的区域。②重复涂擦 3 遍，第 2、第 3 遍涂擦的范围均不能超出上一遍的范围。皮肤消毒完毕，翻过卵圆钳，用棉球的另一侧将脐孔内的消毒液蘸干。③使用过的消毒纱布或大棉球应按手术室要求处置。

8. 演示戴无菌手套的操作方法。

【参考答案】

（1）操作前准备：着装符合要求；戴好口罩、帽子；完成外科手消毒；查看无菌手套类型、号码是否合适，以及无菌有效期。

（2）操作步骤与方法：①选取合适的操作空间，确保戴无菌手套过程中不会因为手套放置不当或空间不足而发生污染事件。②撕开无菌手套外包装，取出内包装平放在操作台上。③一手捏住两只手套翻折部分，提出手套，适当调整使两只手套拇指相对并对齐。④右手（或左手）手指并拢插入对应的手套内，然后适当张开手指伸入对应的指套内，再用戴好手套的右手（或左手）的 2～5 指插入左手（或右手）手套的翻折部内，用相同的方法将左手（或右手）插入手套内，并使各手指到位。⑤分别将手套翻折部分翻回盖住手术衣袖口。⑥在手术或操作开始前，应将双手举于胸前，严禁碰触任何物品而发生污染事件。

9. 演示右上臂闭合性骨折的固定方法。

【参考答案】

（1）操作前准备：评估伤者生命征；查明伤情，根据需要准备夹板、棉垫、绷带、三角巾等；如无专用小夹板，可现场取材。

（2）操作步骤与方法：右上肢取肘关节屈曲呈直角位，长夹板放在右上臂的外侧，长及肩关节及肘关节，短夹板放置在右上臂内侧，用绷带分三个部位捆绑固定，然后用一条三角巾将前臂悬吊于胸前，用另一条三角巾将右上肢与胸廓固定在一起。若无可用的夹板，可用三角巾先将右上肢固定于胸廓，然后用另一条三角巾将前臂悬吊于胸前。

10. 演示胸腰椎损伤的搬运方法。

【参考答案】

（1）操作前准备：了解受伤过程，查看现场安全性；评估伤者生命征；准备担架、固定带、颈托等；没有专用搬运器材时可就地取材。

（2）操作步骤与方法

1）搬运前的现场急救处理：①确定有胸腰椎损伤后，应进一步判断有无颅脑损伤、内脏损伤及肢体骨折等，如果发现伤处，应进行恰当的现场处理，再行搬运。②实施现场处理及搬运过程中，如伤者发生心脏呼吸骤停，应停止搬运，立即实施心肺复苏术。

2）胸腰椎损伤的搬运：①在搬动时，尽可能减少不必要的活动，以免引起或加重脊髓损伤。②搬运一般需要由三人或四人共同完成，可求助于现场的成年目击者。进行搬运时一人蹲在伤者的头顶侧，负责托下颌和枕部，并沿脊柱纵轴略加牵引力，使颈部保持中立位，与躯干长轴呈一条直线，其他三人分别蹲在伤者的右侧胸部、右侧腰臀部及右下肢旁，由头侧的搬运者发出口令，四人动作协调一致并保持脊柱平直，将伤者平抬平放至硬质担架（或木板）上。③分别在胸部、腰部及下肢处用固定带将伤者捆绑在硬质担架（或木板）上，保持脊柱伸直位。

11. 演示穿手术衣的操作方法。

【参考答案】

（1）操作前准备：基础着装符合要求；戴好帽子、口罩；完成外科手消毒；查看无菌手术衣的类型、号码是否合适、无菌有效期。

（2）操作步骤与方法：①从已打开的无菌手术衣包内取出无菌手术衣一件，环视四周，选择较大的空间穿手术衣。②提起手术衣两肩及衣领折叠处，将衣领展开，内面朝向自己，正面向外，轻轻将手术衣抖开。③稍向上掷起手术衣，顺势将两手同时插入对应的衣袖内并尽量向前伸，将两手自袖口伸出。如双手未能完全伸出，可由巡回护士（或助手）在后面拉紧领部衣带将手伸出袖口。④由助手在身后系好领部、背部系带。⑤戴好无菌手套，然后一手提起腰带，传递给巡回护士（或助手），协助将腰带绕过后背至前侧部，并将手术衣的后面衣幅完全包盖住后背部，由本人再自行系好腰带。

12. 演示女患者导尿术的操作方法。

【参考答案】

①核对患者信息。携用物至床旁，嘱其他人员离开，关门窗、拉隔帘。②嘱患者清洗外阴，必要时协助。③退下对侧裤腿盖在近侧腿上，将被子斜盖在对侧腿上。嘱其仰卧，双腿稍屈膝外展，露出外阴，置尿垫于臀下。④打开一次性无菌导尿包，置弯盘于患者两腿间，倒消毒棉球于弯盘右侧，左手戴手套，右手持镊夹棉球，由上至下，由外向内，阴阜→大阴唇→小阴唇→尿道口消毒，最后一个棉球消毒尿道口至肛门。已用棉球放在弯盘左侧，每个棉球用一次，第一次消毒完毕，脱手套于弯盘内，与治疗碗并移至床尾。⑤将打开的一次性无菌导尿包移至两腿间，戴手套，铺洞巾。⑥检查导尿管、气囊。用石蜡油棉球润滑导尿管前端8~20cm后放于治疗盘内。撕开消毒棉球包，将棉球倒入弯盘内右侧。⑦以左手拇、食指分开并固定小阴唇，右手持镊夹消毒棉球行第二次消毒，顺序是尿道口→小阴唇→尿道口，每个部位用一个棉球且用一次。污染物放于床尾弯盘内。⑧嘱其放松并张口呼吸，左手固定小阴唇，将导尿管尾端置于治疗盘内，右手持卵圆钳夹住导尿管插入尿道内4~6cm，同时观察其表情，询问有无不适，见尿液流出后再插入1~2cm，固定导尿管，将尿液引流入治疗盘内并观察外观，需要时留尿标本。⑨导尿结束拔除尿管，用纱布擦净外阴。⑩留置导尿管者，用注射器向气囊管内注无菌水约10mL，并稍用力牵拉导尿管，连接一次性尿袋，将尿袋引流管挂于床旁并贴标识。⑪撤去用物，脱手套后协助其穿裤、盖被，告知导尿结束，询问有无不适。拉开隔帘。⑫处理用物，记录导尿量等，标本送检。

第三部分　西医临床答辩（含辅助检查结果判读分析）

一、西医临床答辩

考查西医常见疾病的病因、症状、体征、诊断、治疗等方面的内容。本类考题与辅助检查结果判读分析考题2选1抽题作答，每份试卷1题，每题5分，共5分。

1. 试述慢性支气管炎的诊断要点。

【参考答案】

依据咳嗽、咳痰，或伴有喘息，每年发病持续超过 3 个月，连续 2 年或 2 年以上，咳、痰、喘具有慢性支气管炎的临床特点，并排除其他慢性气道疾病，即可诊断。慢性支气管炎的主要临床特点是缓慢起病，病程长，反复急性发作而病情加重。咳嗽一般晨间为主，睡眠时有阵咳或排痰。痰一般呈白色黏痰或浆液泡沫痰，偶可带血。部分患者急性加重时有喘息，称为喘息性支气管炎。

2. 试述过敏性紫癜的诊断要点。

【参考答案】

发病一般较急，多数患儿在发病前 1~3 周有上呼吸道感染史，多以皮肤紫癜为首发症状，一般在 1~4 周内渐呈现一组典型的临床综合征。主要依靠典型的皮肤紫癜，或同时伴腹痛、便血、关节肿痛、肾损害等表现进行诊断。具备典型紫癜皮疹，结合弥漫性腹痛、关节炎或关节痛、任何部位活检显示 IgA 免疫复合物沉积、肾损害四项中的任何一项，即可确诊。

3. 试述肠梗阻的诊断要点。

【参考答案】

典型的肠梗阻具有痛、呕、胀、闭四大症状，腹部可见肠型及肠蠕动波，肠鸣音亢进，可出现全身脱水等体征；结合腹部 X 线检查，即可诊断。

4. 试述脑出血的内科处理。

【参考答案】

①一般治疗：保持安静，避免不必要的搬动。确保气道通畅。建立静脉通道，保持营养和水、电解质平衡。注意纠正高血糖和高热。昏迷患者禁食 2～3 天后应酌情鼻饲营养。加强护理，防止感染和褥疮等。②减轻脑水肿、降低颅内压。③调整血压。④亚低温治疗。⑤止血治疗。⑥并发症的处理：控制抽搐，首选苯妥英钠或地西泮静脉注射，可重复使用。同时用长效抗癫痫药物。及时处理上消化道出血，注意预防肺部、泌尿道及皮肤感染等。

5. 试述慢性肺源性心脏病的并发症。

【参考答案】

①肺性脑病。②酸碱平衡失调及电解质紊乱。③心律失常。④休克。⑤消化道出血。⑥其他，如功能性肾衰竭、弥散性血管内凝血等。

6. 试述消化性溃疡的治疗方法。

【参考答案】

（1）一般治疗：生活规律，劳逸结合；合理饮食，少饮浓茶、咖啡，少食酸辣刺激性食物；戒烟酒；调节情绪，避免过度紧张；慎用 NSAID、肾上腺皮质激素等药物。

（2）药物治疗：①根除 Hp：三联疗法——一种质子泵抑制剂（PPI）或一种胶体铋剂，联合克拉霉素、阿莫西林、甲硝唑（或替硝唑）3 种抗菌药物中的 2 种；四联疗法——以铋剂为主的三联疗法加一种 PPI 组成。②抑制胃酸分泌：碱性药（氢氧化铝、氢氧化镁、碳酸氢钠等）、抗胃酸分泌药（H_2 受体拮抗剂如西咪替丁、雷尼替丁、法莫替丁等）、其他药物（抗胆碱能药物如山莨菪碱、阿托品、哌仑西平，胃泌素受体拮抗剂如丙谷胺等）；③保护胃黏膜药物：硫糖铝、枸橼酸铋钾、米索前列醇等。

（3）治疗并发症。

（4）外科治疗。

（5）维持治疗。

（6）治疗策略：对内镜或 X 线明确诊断的 DU 或 GU，首先明确有无 Hp 感染：Hp 阳性者首先抗 Hp 治疗，必要时在抗 Hp 治疗结束后再给予 2～4 周（DU）或 4～6 周（GU）的抗胃酸治疗；Hp 阴性者常规服用抗胃酸分泌药 4～6 周（DU）或 8 周（GU）。

7. 试述慢性左心衰竭的临床表现。

【参考答案】

左心衰竭的症状与体征源于肺淤血及心排血量减少等病理生理改变，表现为：①劳力性呼吸困难。②夜间阵发性呼吸困难。③端坐呼吸。④急性肺水肿（心源性哮喘）。⑤心排血量不足的表现：体能下降、乏力、疲倦，记忆力减退、焦虑、失眠，尿量减少等。⑥体征：随着病情由轻到重，肺部湿啰音可从局限于肺底部发展到全肺。病情严重出现心源性哮喘时，可闻及散在哮鸣音。心脏轻度扩大、心率加快、心音低钝，肺动脉瓣区第二心音亢进、心尖区可闻及舒张期奔马律和（或）收缩期杂音，可触及交替脉等。

二、辅助检查结果判读分析

◆ 心电图

考查西医诊断学中心电图的内容（看图作答）。本类考题与西医临床答辩考题 2 选 1 抽题作答，每份试卷 1 题，每题 5 分，共 5 分。

1. 患者，男，62 岁。冠心病史 20 余年，1 天前活动后突然感到心悸，伴胸闷，出冷汗。心电图表现如下，请做出诊断。

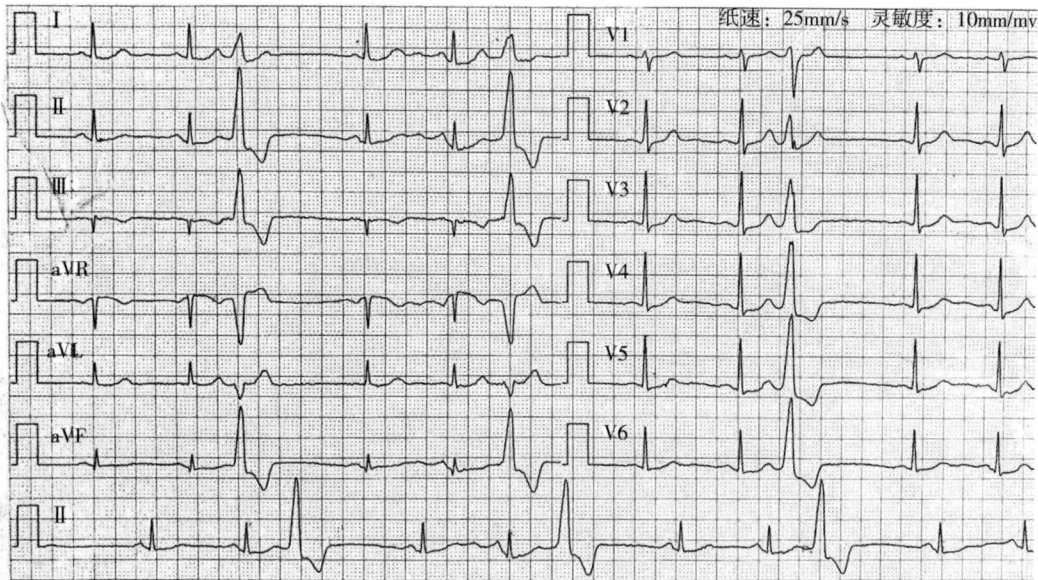

纸速：25mm/s 灵敏度：10mm/mv

【参考答案】
室性过早搏动。

2. 患者，女，45 岁。心悸、胸痛 3 小时。心电图表现如下，请做出诊断。

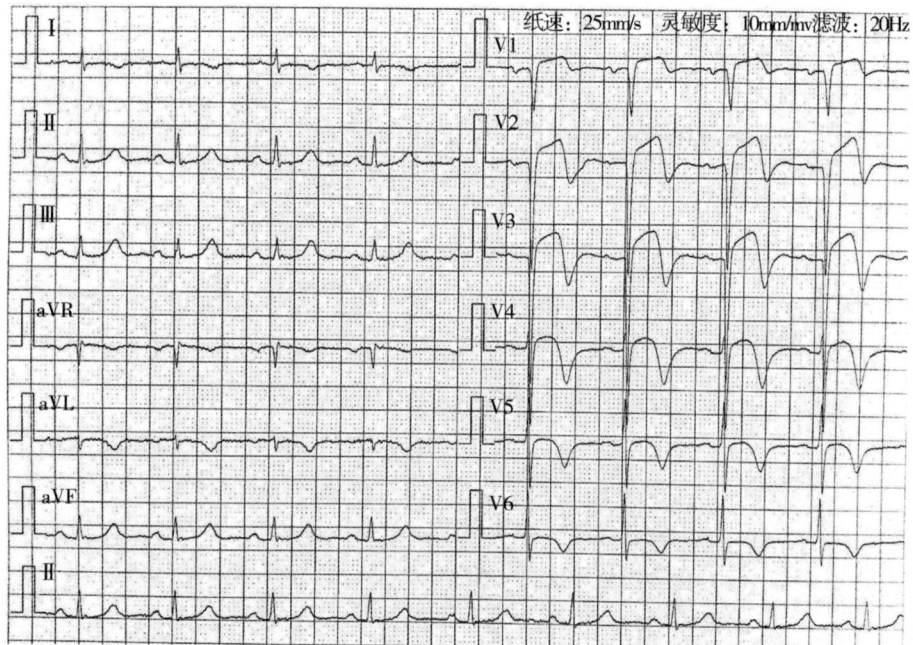

【参考答案】

急性前壁心肌梗死。

3. 患者，男，60 岁。气短、胸闷、心悸伴呼吸困难 1 天。心电图表现如下，请做出诊断。

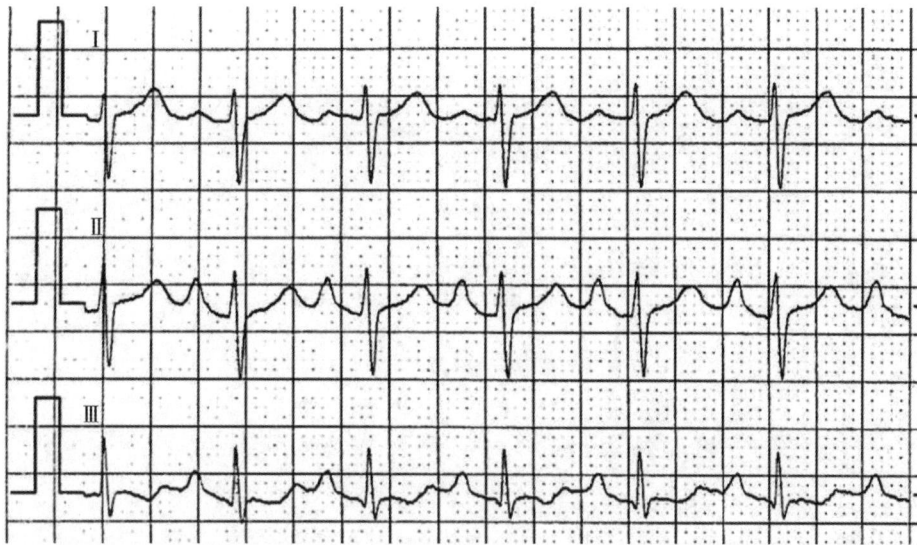

【参考答案】

右心房肥大。

◆**普通 X 线片**

考查西医诊断学中影像学的内容（看图作答）。本类考题与西医临床答辩考题 2 选 1 抽题作答，每份试卷 1 题，每题 5 分，共 5 分。

1. 患者，男，45 岁。气短、胸闷伴呼吸困难 3 天。X 线表现如下，请做出诊断。

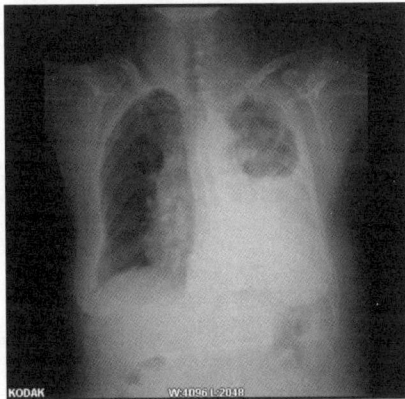

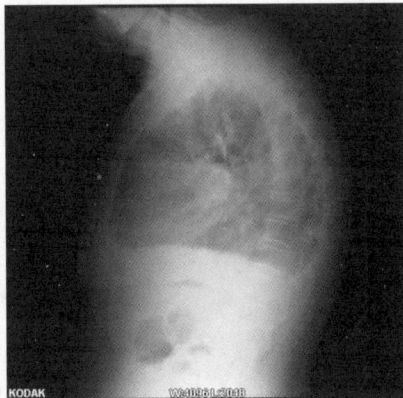

【参考答案】

左侧大量胸腔积液。

2. 患者，女，21 岁。突发上腹持续性疼痛 7 小时。X 线表现如下，请做出诊断。

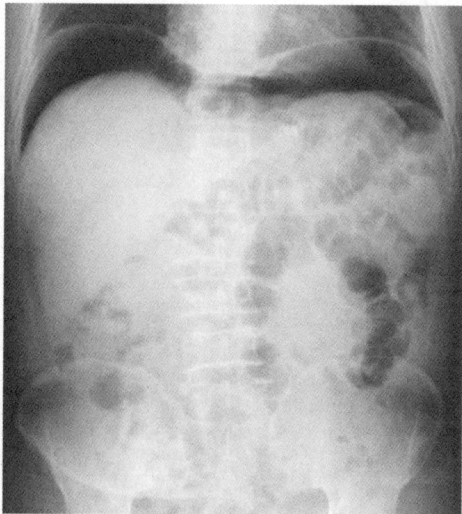

【参考答案】

急性胃肠穿孔。

3. 患者，男，24 岁。胸闷、气短伴咳嗽 5 小时。X 线表现如下，请做出诊断。

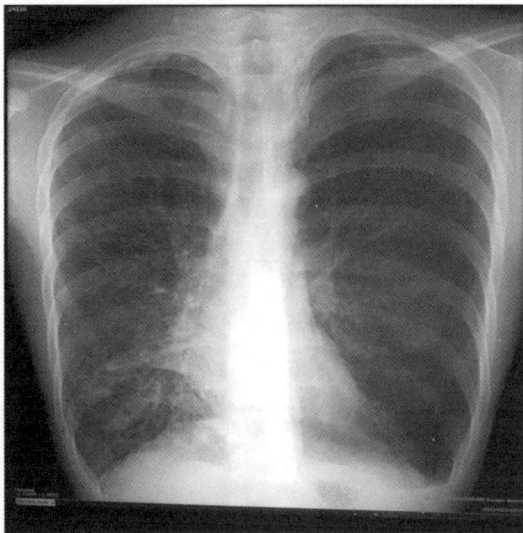

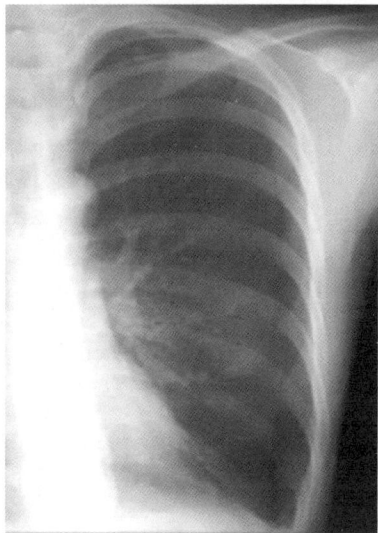

【参考答案】

左侧气胸。

4. 患者，男，69 岁。吸烟史 30 年。刺激性咳嗽、痰中带血 1 个月。X 线表现如下，请做出诊断。

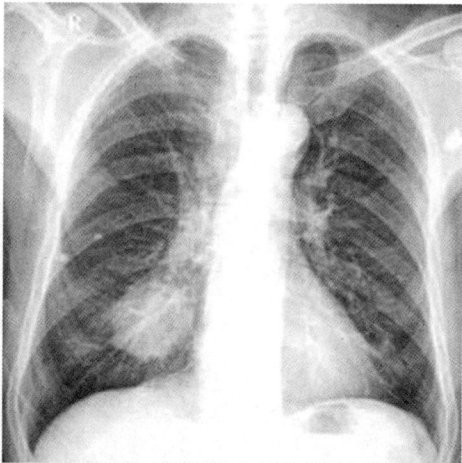

【参考答案】
右下肺周围型肺癌。

◆CT 影像诊断

考查西医诊断学中 CT 影像诊断的内容（看图作答）。本类考题与西医临床答辩考题 2 选 1 抽题作答，每份试卷 1 题，每题 5 分，共 5 分。

1. 患者，男，55 岁。上腹痛半天。查体：上腹部压痛。CT 表现如下，请做出诊断。

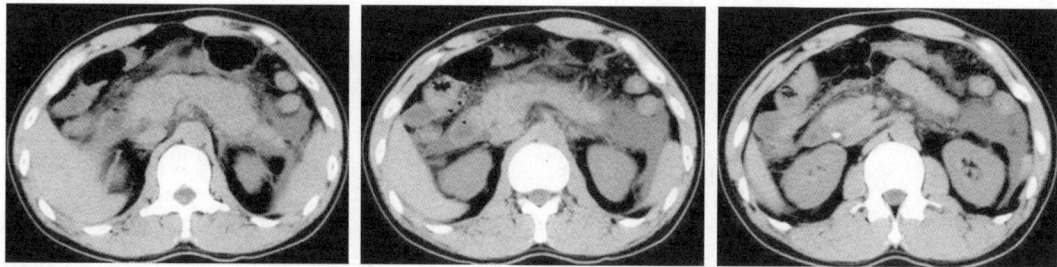

【参考答案】

急性胰腺炎。

2. 患者，男，28 岁。头外伤后昏迷 4 小时。CT 表现如下，请做出诊断。

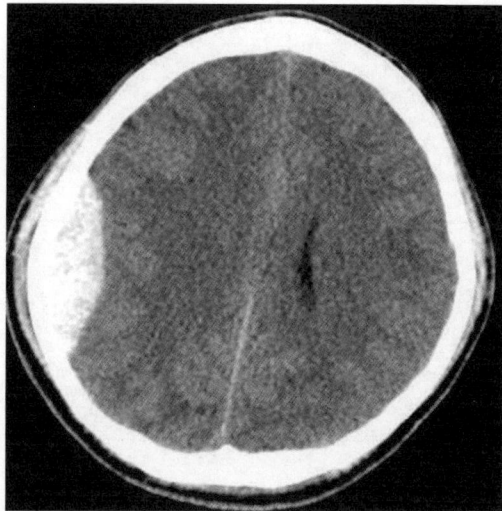

【参考答案】

右顶部急性硬膜外血肿。

3. 患者，男，49 岁。左侧肢体偏瘫 4 小时，曾有高血压病史 9 年。CT 表现如下，请做出诊断。

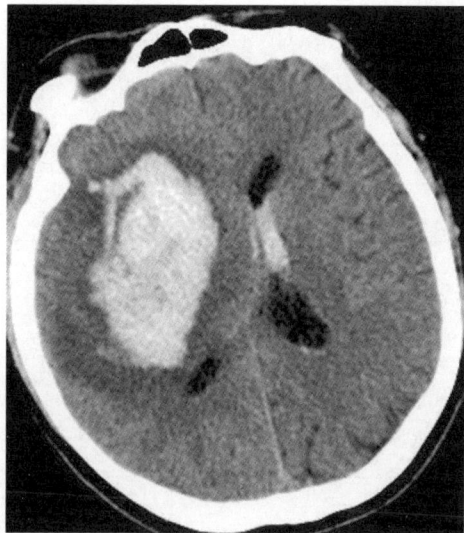

【参考答案】

脑出血。

◆实验室检查

考查西医诊断学中实验室检查的内容。本类考题与西医临床答辩考题 2 选 1 抽题作答，每份试卷 1 题，每题 5 分，共 5 分。

1. 患者男性，58 岁。血钾 6.3mmol/L。分析其临床意义。

【参考答案】

血钾的参考值为 3.5~5.5mmol/L。因此，血钾 6.3mmol/L 提示升高，见于：①肾脏排钾减少，如急慢性肾功能不全及肾上腺皮质功能减退等。②摄入或注射大量钾盐，超过肾脏排钾能力。③严重溶血或组织损伤。④组织缺氧或代谢性酸中毒时大量细胞内的钾转移至细胞外。

2. 患者男性，26 岁。血小板 $86 \times 10^9/L$。分析其临床意义。

【参考答案】

血小板计数参考值为（100~300）×10^9/L。因此，血小板数 86×10^9/L 提示血小板减少，见于再生障碍性贫血、急性白血病、原发性血小板减少性紫癜、脾功能亢进等。

3. 患者男性，59 岁。血清天门冬氨酸氨基转移酶（AST）120U/L。分析其临床意义。

【参考答案】

AST 参考值为 10～40U/L。因此，AST 120U/L 提示升高，见于：①肝脏疾病：急性病毒性肝炎，慢性病毒性肝炎，肝内、外胆汁淤积，酒精性肝病，药物性肝炎，脂肪肝，肝癌等。②心肌梗死。③其他疾病，如骨骼肌疾病、肺梗死、肾梗死等。

4. 患者男性，37 岁。HAV – IgM（ + ）。分析其临床意义。

【参考答案】

正常人抗 HAV – lgM 阴性。抗 HAV – lgM 阳性提示近期感染 HAV，结合临床可作为甲型病毒性肝炎诊断标准。